AUTO-HIPNOSE

Aprendendo a caminhar pela vida

AUTO-HIPNOSE

Aprendendo a caminhar pela vida

Teresa Robles

Tradução de
Adriana Mancini Machado
Eliete do Carmo Alves Pinto

3ª edição

DIAMANTE

Belo Horizonte
2010

INSTITUTO MILTON H. ERICKSON DE BELO HORIZONTE
Rua Conde Linhares, 980 - Cep.: 30380-030 - Belo Horizonte - MG
Telefones: (31) 3296-5299 / (31) 3344-8447
E-mail: instituto@EricksonBH.com.br

3ª edição : 2010 (1ª edição: 2001 - 2ª edição: 2005)

TRADUÇÃO Adriana Mancini Machado
Eliete do Carmo Alves Pinto
REVISÃO Teresa Robles
Angela Cota
CAPA Carmela Silluzio Cotta
PROJETO GRÁFICO Equipe da Editora Diamante
EDIÇÃO EM ESPANHOL *Autohipnosis: Aprendiendo a caminar por la vida*
ISBN 968-6513-03-5 / 1ª edição: 1993
Alom Editores, S.A. de C.V. México D.F., México
editorial@hipnosis.com.mx
Tels.: (00 52 55) 8500-6161, 5593-5875

Ficha catalográfica elaborada pela Bibliotecária Ana Cristina de Vasconcelos - CRB 6/505

R666a.Pm
Robles, Teresa
Auto-hipnose : aprendendo a caminhar pela vida / Teresa Robles ; tradução de Adriana Mancini Machado, Eliete do Carmo Alves Pinto. 3. ed. - Belo Horizonte : Diamante, 2010.
214 p.

Tradução de : Autohipnosis : aprendiendo a caminar por la vida.

ISBN: 85-89351-05-X

1. Auto-hipnose. 2. Psicoterapia ericksoniana. 3. Psicoterapia estratégica. 4. Hipnose ericksoniana. 5. Psicologia breve. 6. Corpo e mente. I. Machado, Adriana Mancini. II. Pinto, Eliete do Carmo Alves. III. Título.

CDD : 616.8914

AGRADECIMENTOS

a María Eugenia de la Rosa, por seu apoio constante e por nos incentivar a escrever este livro,

a Agustín Monsreal, porque quando pensamos que tínhamos duas metades de dois livros distintos, ele nos fez ver que, na realidade, tínhamos um livro completo e, no caminho, ajudou-nos a crescer,

a todas as pessoas que nos consultam e que com suas iniciativas para trabalhar com auto-hipnose nos fizeram ver a necessidade de escrever livros como este,

a todos nossos colaboradores, os de antes e os de agora: Elizabeth, Iris, Rafael, Ana, Marco Antonio, Irma e Arturo, porque com eles seguimos crescendo e criando.

Nesses momentos de minha vida em que tenho oportunidade de viver tão intensamente tantas coisas de uma só vez, não tenho mais palavras, mas todos aqueles que, de maneira diferente, ficaram perto de mim nesta época sabem, no fundo, cada um, o que quero lhes dizer: Obrigada.

TERESA ROBLES

Apresentação

Eu aprecio muito o livro AUTO-HIPNOSE, que eu gostaria de recomendar a todos, pois é escrito para acompanhá-lo todo o tempo, ajudando-o sempre. Com certeza, você vai levá-lo dentro de você ou fora, para poder revisá-lo, revisar alguma parte ou rever algum exercício. O livro segue com você e você com ele, usufruindo mais plenamente dos recursos internos que você já possui. Todas as pessoas têm dentro de si os recursos necessários para se curar. Não sabem, entretanto, utilizá-los. Não sabem como acessar os poderes internos e individuais que estão guardados dentro de si mesmo para produzir a cura. Penso que as pessoas que estão dispostas a experimentar e testar alguma coisa nova são aquelas que poderão se beneficiar mais com este livro. E, como a própria Teresa nos diz em alguns pontos do livro, se você perceber que o livro pode não estar sendo suficiente para lhe ajudar a viver como você quer viver, isto é um sinal para você procurar ajuda profissional de um psicoterapeuta.

Minha perspectiva atual pode ser resumida, mais ou menos com *um princípio central*, *SONHOS PODEM SE TORNAR REALIDADE*. Nós vivemos num mundo em que os sonhos se tornam realidade. Se você olhar através de uma janela, para frente, para o lado, dentro de uma casa, quase tudo o que você vê precisou de alguém que sonhou e depois executou; os prédios, os carros, a caneta, este livro, a tradução deste livro e até uma árvore plantada há anos, tudo foi sonhado, planejado e depois executado. Desfrute e acredite sempre nos seus sonhos, trabalhe com eles e por eles com inteligência, afinco e senso de humor. Goze a vida em todos os seus momentos, sempre crescendo e desenvolvendo. Ao tomar sua decisão, que esta seja um caminho para a sua felicidade. Tenho feito palestras sobre buscar e construir a felicidade. Nas aulas que dou, sempre falo na perspectiva da busca da felicidade e, no atendimento que faço a clientes, trabalhamos sempre na construção dessa felicidade. É certo que todos os seres humanos sonham com a felicidade e utilizando a AUTO-HIPNOSE, através do encontro com nosso interno, podemos aprender a viver construindo a nossa tão sonhada felicidade. E eu me lembro sempre de uma cliente de 15 anos de idade, que me foi trazida pelos pais depois de ter tentado suicídio, que, chorando muito, me disse: "Dra. Angela, eu queria que a felicidade me atropelasse". E o meu trabalho com ela foi o de convencê-la de que: "***Você*** é que tem que atropelar a felicidade".

AUTO-HIPNOSE é um livro que desperta nas pessoas uma força nova para elas conquistarem o que elas querem e estarem mais responsáveis por suas vidas. O livro faz as pessoas pensarem sobre as suas próprias experiências e, em seguida, descobrirem maneiras diferentes de viver, alternativas novas para experimentar; e nós sabemos que, quando as pessoas encontram alternativas práticas para elas, alternativas mais acessíveis, então elas poderão usar essas alternativas para sua melhora.

SONHE. ACREDITE. REALIZE.

DRA. ANGELA COTA
Diretora Geral e Psicóloga Clínica
do Instituto Milton H. Erickson
de Belo Horizonte

O Logotipo do Centro Ericksoniano do México e de Alom Editores S.A. de C.V. é um glifo do Calendário Sagrado Maia ou Tzolkin.

Chama-se Cimi, o Enlaçador de Mundos e representa uma ponte. É também a figura da mudança. Queremos enlaçar a ciência e a espiritualidade, a pesquisa e o trabalho clínico, os diferentes tipos de medicinas e técnicas de cura, o conhecimento e o serviço, a razão, o corpo e a emoção, o fora e o dentro, servindo de ponte entre o passado, o presente e o futuro das pessoas que nos procuram, servindo de enlace entre as pessoas, famílias e grupos que chegam até nós.

Ao adotar como Logo este símbolo sagrado, formalmente oferecemo-nos como canais para realizar, do nosso lugar e na medida que nos corresponda, este enlace, trabalhando como uma equipe que colabora, participa e cresce em conjunto.

ÍNDICE

Índice dos Exercícios

Como Utilizar este Livro

Este livro deve ser utilizado no seu estilo e da maneira mais confortável para você. Ele está escrito para ser desfrutado sem esforço, como cada um quiser. Nós, por exemplo, leríamos em nosso canto favorito, talvez na cama, ou entre almofadões, ou em frente da lareira, escutando nossa música preferida. Mas também pode ser lido a caminho de algum lugar, ou você pode tê-lo à mão para descansar um pouco do trabalho monótono ou estressante do dia.

Se você começar a se aborrecer ou a se cansar, pode ser melhor fechá-lo e deixar para desfrutá-lo em outro momento.

Está escrito para ser lido desde a Introdução. Já desde o início, começamos a conversar sobre coisas que são úteis para ir *aprendendo* a caminhar pela vida. Mas você pode, também, começar em qualquer parte.

Se você decidir lê-lo direto ou saltando partes, faça-o, como quiser, mas seria bom que lesse uma segunda vez aos poucos. Ler somente até onde lhe faça pensar ou sentir algo, ou até chegar a um exercício, e fechá-lo. Deixe passar um tempo antes de continuar, para que isso que você sentiu ou pensou vá se *acomodando* dentro de você, vá se *digerindo*, tomando seu lugar, para praticar o exercício consigo mesmo(a).

Escrevemos este livro para lhe dar ferramentas seguras e naturais, para que você viva desfrutando mais *cada momento*. De fato, essas ferramentas você já conhece, as tem usado de alguma maneira sempre, sem saber. Aqui lhe ensinaremos a utilizá-las pro*positivamente* quando necessitar em sua vida diária.

Temos muito prazer em escrever conversando com você. Ao longo do livro, você perceberá que há palavras escritas em itálico, *assim*. Essas palavras formam outro livro dentro deste que sua mente inconsciente irá perceber enquanto você lê parágrafo após parágrafo, página após página. Lido assim, *indiretamente*, reforça as aprendizagens que irá fazendo. Mas, se quiser, pode também lê-lo *diretamente*, lendo direto as palavras em itálico. Outras palavras ou frases estão em negrito, **assim**, para assinalar pontos importantes ou mensagens para sua mente racional.

Esperamos que goste do que escrevemos e **leia e pratique os exercícios**, porque podem lhe ajudar a desfrutar *saudavelmente*, de maneira mais plena, e também a seguir *aprendendo* isso que você já sabe: *como caminhar pela vida*.

Introdução

A todos nós, já aconteceram momentos em que *sabemos* o que nos convém e *queremos* fazê-lo, mas agimos de outra maneira. Sabemos, por exemplo, que nos é prejudicial fumar e continuamos fumando. Ou nos levantamos com o propósito de continuar uma dieta e, na tarde desse mesmo dia, nos achamos com um prato cheio de biscoitos. *Conhecemos* pessoas que se mantêm em relacionamentos que as fazem sofrer, sem conseguir terminar definitivamente com eles, ou outros mais que, ainda que estejam seguros e saibam que seu parceiro os ama, não podem deixar de se atormentar por ciúmes. É como se, às vezes, houvesse em nós uma parte racional que tivesse "bons propósitos" e outra que se dedicasse a "fazer besteiras". Outras vezes, parece que a parte racional planejou "coisas terríveis" que a outra "não lhe deixou se atrever a fazer". **Temos** em nossa cabeça **dois hemisférios cerebrais que funcionam como dois cérebros** e nem sempre estão de acordo.

Com o hemisfério ou cérebro esquerdo raciocinamos logicamente, construímos as idéias e a linguagem com palavras. É o hemisfério da vontade, com o qual dizemos: "quero deixar de fumar", "hoje mesmo começo a dieta", "agora sim, acabo com esta relação", "já vou confiar nele ou nela". Este cérebro é também o que analisa, dividindo em pedacinhos o que quer analisar, e ordena as coisas linearmente: um, dois, três, quatro, cinco. Distingue o que foi passado, o que é presente e o que é futuro, distingue entre *diferentes* tipos de *realidades* e nos permite entender, por exemplo, que um mapa é a representação de um território.

O cérebro direito se parece muito ao que em psicologia se chama "a mente inconsciente", ainda que não sejam exatamente iguais. Tem a ver com algumas de nossas respostas automáticas, com nossas ações involuntárias, às vezes contrárias aos "bons propósitos" e nos mantém nelas enquanto não aprendemos ali o que temos que aprender. O cérebro direito põe em nossas palavras o tom, os gestos e tudo isso que faz com que uma mesma frase possa ser entendida como algo carinhoso ou como um insulto. Ao invés de analisar e dividir, sintetiza e condensa. Com ele, sentimos o bosque enquanto que com o esquerdo examinamos os detalhes da casca de uma de suas árvores.

O cérebro direito constrói nossas emoções com sensações físicas concretas. Se sentimos um nó na garganta, pressão no peito, frio, dizemos que estamos tristes. Se nos faz suar as mãos, acelera nosso coração, nos faz sentir uma pressão no peito, é para nos dizer que estamos angustiados. Enquanto com o esquerdo pensamos e raciocinamos com idéias, com o direito sentimos, imaginamos e sonhamos acordados. Dentro do direito, passado, presente e futuro podem se misturar; e assim podemos reviver imaginando e sentindo um momento do "passado" como se fosse "presente" ou viver por antecipação sonhando acordado um "futuro" que já é "presente", quando fazemos isso. Porque, com o cérebro direito, sonhamos acordados e quando o fazemos, os tempos, as pessoas, as emoções se misturam, se condensam.

Enquanto a linguagem do esquerdo é construída com palavras e idéias, a linguagem do direito é construída com símbolos que se expressam em imagens visuais, auditivas ou de sensações, e com emoções. Os símbolos expressam uma realidade completa, total. Por isso, no cérebro direito, o mapa é o território e se nesse mapa aparece um caminho cortado por um barranco e nós *traçamos uma ponte* para atravessá-lo, no cérebro direito *REALMENTE* podemos atravessá-lo. O esquerdo, entretanto, nos dirá que a ponte está desenhada no mapa, mas não existe no território e que, em todo caso, teria que ser construída. Isto é, se de fato queremos deixar de fumar, se de fato queremos seguir uma dieta e baixar o peso, se de fato queremos mudar esses relacionamentos que nos fazem sofrer e acabar com essas histórias de ciúmes infundados, precisamos fazê-lo *com* a ajuda do cérebro direito. Nos capítulos seguintes, vamos falar de como obter sua colaboração, mas antes queríamos lhes contar um pouco mais sobre como funcionam estes dois cérebros e nós com eles.

Grande parte dos problemas deste mundo se arma porque cada pessoa acredita firmemente saber a verdade e crê que os outros estão equivocados. **Não podemos conhecer a realidade tal qual é.** Estamos limitados por nossos sentidos e nosso corpo, que é o instrumento que temos para tentar perceber o mundo. Sabemos que há sons que os animais escutam e nós não. Para ver coisas muito pequeninas temos que usar lentes, lupas e outros aparatos e o mesmo temos que fazer para ver coisas muito distantes. E podemos concordar que uma flor é amarela, mas nunca saberemos se o amarelo que um vê é o mesmo amarelo que os outros vêem. Por outro lado, nosso corpo nos permite perceber somente um nível da realidade, há muitos outros níveis de realidade que também são verdadeiros e que influem sobre o que acontece. Se tivéssemos visão de raios X numa reunião, veríamos um quarto cheio de esqueletos e se tivéssemos visão infravermelha, veríamos manchas de cor em lugar de pessoas. A Realidade é muito mais complexa do que a que conseguimos perceber. Não podemos conhecer a realidade tal qual ela é. Por outro lado, **interagimos com ela.** Podemos nos aproximar ou nos distanciar da flor amarela, cheirá-la e até cortá-la. Ao entrar em contato com a Realidade, construímos dentro de nós duas Realidades com a linguagem de cada um *de nossos cérebros.*

Neste momento, enquanto lê, estão sendo gravadas, em seu cérebro direito, a cor das páginas e das letras, a sensação de estar segurando o livro, a postura de seu corpo, a temperatura do lugar, a luminosidade e as emoções que você está sentindo. Isto e muitas outras sensações mais ficam gravadas em seu cérebro direito como sinais que constituem sua experiência completa de estar *lendo este livro*. E esta experiência se expressa em símbolos, associada, misturada e condensada com outras experiências similares. Estes símbolos são construídos com imagens que podemos ver, ouvir, cheirar, tocar, sentir, ou qualquer destas coisas ou nenhuma. Por exemplo, para uma pessoa o símbolo pode ser *um caminho* que *se abre* até a frente e essa pessoa pode apenas olhar para ele, ou sentir que está caminhando nele ou simplesmente ter a certeza de que *está ali*. Para outra, pode ser *portas abertas* que *antes* estavam *fechadas*, ou uma caixa de *ferramentas novas*, prontas *para* serem usadas. As experiências integradas através de símbolos vão formando a "história pessoal", interna, de nossa vida.

Ao mesmo tempo, no cérebro esquerdo está se construindo a "história oficial" deste momento, o que racionalmente diremos a nós mesmos e aos demais sobre este livro.

Cada um de nossos cérebros nos impulsiona a *agir* e, além disso, o esquerdo a *pensar* e o direito a *sentir*, de acordo com as histórias que cada um constrói e que, às vezes, são semelhantes ou bem diferentes da Realidade Objetiva. O esquerdo é regido pelo que "deve ser", o direito está orientado a *desfrutar* e evitar dor. E é aqui que se armam os enredos. Para o cérebro esquerdo de uma pessoa, está muito claro que deve deixar de fumar porque o cigarro lhe faz mal. Mas o direito pressiona para que continue fumando por várias razões. Em parte porque desfruta o fumar, ao menos alguns cigarros ou algumas tragadas. Em parte porque seu corpo está acostumado a estar em equilíbrio com uma certa quantidade de nicotina e quando lhe falta, produz sensações desagradáveis para lhe pedir que lhe dê mais. Mas também porque as pessoas estão acostumadas a fumar quando estão tensas, ou não muito bem, para tentar relaxar; e ainda que, às vezes, isso funcione e, às vezes não, o cérebro direito, que não quer sofrer, resiste em abandonar o que talvez poderia lhe servir para acalmar a tensão ou o mau humor. Algumas pessoas começaram a fumar na adolescência e viveram o fato de ter um cigarro na boca como "serem grandes", "importantes" ou fazer o que lhes dava vontade, rebelando-se às proibições dos adultos, às escondidas ou abertamente, e tudo isso lhes causava prazer. Anos depois, a situação é diferente já que estão grandes, talvez sejam importantes, talvez não, mas no cérebro direito o fumar segue unido a se sentir "grande" e "importante" e à satisfação que isto dá. E ainda que ninguém possa proibir a um adulto que fume, a restrição atual das zonas de fumantes, as recomendações médicas e essas pessoas que nunca param de criticar aos que fumam e insistem em que deixem o cigarro, voltam a despertar outra vez a necessidade de se rebelar e o prazer de fazê-lo. Por isso, o cérebro direito pressiona e pressiona para continuar fumando, opondo-se ao que o esquerdo propõe que deve ser. E, na prática, o direito é mais forte porque influi sobre nosso comportamento automático e constrói nossas emoções.

E assim, como no caso do cigarro, esta contradição entre nossos *dois cérebros* acontece quando queremos fazer uma dieta e esvaziamos o prato de biscoitos, quando tentamos terminar uma relação que nos faz sofrer e não podemos, quando queremos confiar plenamente no outro e continuamos sentindo ciúmes e vigiando-o. E quase sempre, dentro desta oposição, o direito ganha.

Como podemos conseguir que nossos dois cérebros se comuniquem *colaborando*?

Como pode nosso cérebro esquerdo entender que, em parte, o direito tem razão e que é um dever muito importante desfrutar a vida *saudavelmente* e ser *solidários conosco* antes do que com os outros? Como pode o cérebro direito ir *aprendendo* a desfrutar coisas que podemos desfrutar se fazemos o que devemos fazer? Por exemplo, o fumante que deixa o cigarro, volta a *desfrutar* odores e sabores que já não percebia e também tem uma melhor saúde e condição física.

Se assegurarmos ao cérebro direito que a pessoa não necessariamente vai sofrer se fizer isso ou aquilo, ou que tem *opções* mais saudáveis para evitar ou manejar a dor, isso nos ajuda. E lhes asseguramos que, quando nossos dois cérebros estão trabalhando juntos para nosso *bem-estar saudável*, vão construindo *caminhos novos* e diferentes, *inesperados*.

Mas, você perguntará, como, concretamente, se consegue isso? Com o cérebro esquerdo se pode raciocinar, dar explicações, e ele entende. As idéias que este livro contém são dirigidas a ele. Ao cérebro direito, tem que ser falada sua linguagem, a linguagem dos símbolos, e fazê-lo sentir. A ele, são dirigidos algumas anedotas e os exercícios que são propostos em cada capítulo, e também as mensagens em itálico. Alguns destes exercícios são de auto-hipnose. Se os seguir ao pé da letra, você terá um caminho seguro e saudável para utilizar melhor suas capacidades consigo mesmo(a) e para alcançar seus objetivos. Através destes mesmos exercícios, você também poderá perceber se precisa de ajuda exterior para alcançar algum objetivo.

Mas, o que é auto-hipnose? Talvez a palavra hipnose lhe traga à mente uma cena de teatro ou de algum filme onde um homem com mente poderosa controla com o olhar e com gestos a mente de outro, o hipnotizado, que se encontra dormindo. E você se pergunta, como posso me auto-hipnotizar?

Vamos começar pelo princípio. A hipnose é uma disciplina para induzir um estado diferente de consciência que se chama transe hipnótico. Fazemos auto-hipnose quando usamos essas técnicas para provocar esse estado em nós mesmos. Mas, assim como há diferentes formas de estar dormindo, há distintas formas de estar acordado, de praticar a hipnose e a auto-hipnose. Ao contrário do que se imagina, é impossível hipnotizar uma pessoa contra sua vontade. Por isso, de alguma maneira, **toda hipnose é auto-hipnose**.

Quando dormimos, podemos sonhar coisas agradáveis ou ter pesadelos; às vezes, nos damos conta de que estamos dormindo e sonhando e, outras vezes, confundimos o sonho com a realidade.

Também há diferentes maneiras de estar acordado. Às vezes, temos a *atenção* mais voltada *para* fora, como quando discutimos com idéias. Outras vezes, temos a atenção mais voltada para *dentro*, ainda que estejamos realizando ações concretas, por exemplo, quando dançamos, meditamos, escutamos música, assistimos a um filme que nos faz sentir como o protagonista, sonhamos acordados, *imaginamos*. Chamamos transe a qualquer estado *em* que sua atenção se volte para dentro de você, sem perder *contato* com o mundo de fora.

Do ponto de vista de funcionamento cerebral, imaginar e sonhar acordado são transes hipnóticos naturais onde a pessoa está voltada para dentro de si mesma e, ao mesmo tempo, se mantém em contato *com* o mundo de *fora*, acordada, lúcida e participando ativamente em seu processo. Há outro transe hipnótico em que parece que a pessoa está dormindo.

Porém, para nós, o que mais interessa é a hipnose natural, a criada pela Natureza, através de milhões de anos de evolução, para funcionar em cérebros como o seu, como o nosso, que entram em estados de transe *espontaneamente*, de maneira segura, todos os dias. E, ao fazê-lo, colocam em movimento esses mecanismos maravilhosos para ajustar, acomodar e solucionar pendências, funcionando quando *sonhamos* e *descansamos*.

Os momentos de transes naturais são tão importantes para nossa vida como os momentos em que pensamos e analisamos racionalmente e decidimos que ações tomar para conseguir nossos objetivos. São tão importantes como o dormir e o sonhar, que nos permitem digerir as experiências de cada dia e integrá-las a nossa história pessoal. Nesses momentos, *nossos dois cérebros se comunicam* e entram num acordo, fazem intercâmbio e comparam a história pessoal e a história oficial e, assim, *aprendem* um com o outro e *constroem pontes* para sua colaboração saudável.

Sabemos que estamos em um transe hipnótico natural quando, de repente, nos achamos refletindo de uma maneira diferente, em vez de repetir idéias, como quase sempre fazemos. Quando dizemos "me deu um clique" ou "caiu a ficha", isto é, quando entendemos algo com a mente e com o coração, ou com o corpo. Nesse momento, estamos *abrindo* portas, *harmoniosamente*, portas que antes estavam fechadas.

A hipnose natural trabalha com o que chamamos *recursos* internos. Esses recursos estão formados com a matéria prima que você já tinha ao nascer, mas, durante toda a vida, continuam se *criando* e enriquecendo. Cada experiência de vida nos deixa algo. Se for agradável, acrescenta o desejo de viver, se for de êxito, passa a formar parte de nosso arquivo de *soluções*, é uma aprendizagem; se for triste ou negativa, também nos permite aprender algo, por exemplo, a evitar essa situação no futuro, sabendo que por aí não chegamos a nenhuma parte, a resolvê-la ou, ao menos, a torná-la menos difícil. Tudo isso são aprendizagens *conscientes* e *inconscientes* com as quais vamos *desenvolvendo capacidades* e habilidades, qualidades e defeitos, com as quais vamos desenvolvendo nossa *força* e *serenidade* para a vida e *integrando* nossas *metas* e *ideais*.

Com a hipnose, podemos utilizar estes recursos internos para ver, de uma maneira distinta, nossa história oficial e digerir as emoções bloqueadas em momentos de nossa história pessoal interna que continuam a nos incomodar no presente. Isso não quer dizer que deixamos de entender o que está passando ou que apagamos o que já aconteceu, mas que aprendemos a ver as mesmas situações por outros ângulos e que encontramos em nosso interior recursos para manejar e resolver o que em algum momento nos fez sofrer.

Vamos lhes contar uma anedota de Jorge para mostrar como podemos utilizar na vida prática nossos recursos internos.

Quando Jorge teve seu primeiro curso de hipnose fez um exercício em que se imaginava numa praia bem ensolarada, *desfrutando* o calor, a brisa, o cheiro do mar. Era uma cena tão agradável que durante meses continuou lembrando e revivendo. Anos depois, saiu de férias para o litoral, chegou numa praia muito bonita que era totalmente isolada, o sol estava oculto por detrás de umas nuvens e Jorge, que tinha uma pele hipersensível ao sol, permaneceu ali mais de seis horas quase sem perceber. De noite, estava ardendo, com quarenta graus de febre. Estava tão mal que, como médico, pensava que precisaria de três dias de repouso, tomando remédios, para melhorar. Durante essa noite, em sonhos, lembrou-se do transe de seu primeiro curso de hipnose e, quando amanheceu, dedicou-se a se lembrar e repetir com auto-hipnose esse momento em que tolerava o sol e o desfrutava sem adoecer. Na tarde desse dia, antes de vinte e quatro horas do que havia passado, Jorge já não precisou tomar remédios para a febre e a pele estava bem melhor. No dia seguinte, pôde se levantar e, no terceiro dia, já estava outra vez desfrutando suas férias, usando, claro, um protetor solar.

Nesse exemplo, você pode ver que Jorge utilizou a hipnose somada ao repouso, aos remédios e ao bloqueador solar, não no lugar deles.

Este é o tipo de auto-hipnose que você vai *aprender* a usar, junto com outros recursos. Além disso, no decorrer do livro, você vai aprendendo *a* utilizar sua respiração para *comunicar* com seus *dois cérebros*, para comunicar seu *corpo com* sua *mente*, sua *realidade interna com* a realidade *externa* e todas as *suas partes* entre si, protegidamente, todas essas partes que lhe fazem *pessoa completa*.

Sua respiração é muito importante, e não somente porque lhe dá vida. Cada vez que você respira, ainda que você não se dê conta, *automaticamente*, está chegando oxigênio a todas as suas células, a todas as suas partes na quantidade exata de oxigênio necessária para você estar bem. E assim sua respiração está *conectando* todas *as suas partes*, você todo, *saudavelmente*, automaticamente. E cada vez que o ar entra através de seu nariz, de sua boca ou de ambos, sua respiração *digere* o que entra e usa o que lhe nutre, o que lhe faz bem, o oxigênio que leva a todas as suas células *automaticamente*, e joga fora o excesso de dióxido de carbono, que se ficasse dentro lhe faria mal, *limpando* todas e cada uma de suas células, todas e cada uma de *suas partes*. E cada vez que você respira, ocorrem dentro de você, automaticamente, milhões e milhões de mudanças *saudavelmente* organizadas, em todas as suas células. Sempre *mudando* saudavelmente, automaticamente, sempre *nutrindo* e *limpando você* do que poderia lhe fazer mal. Mas o mais importante é que é um processo que se faz *desfrutando*, sem necessidade de fazer esforços, e que continua durante o dia, durante a noite, durante toda a sua vida sempre *saudavelmente, automaticamente,* desfrutando.

É importante, para sua própria segurança e para que você realmente consiga o que quer conseguir com a auto-hipnose natural, aproveitando melhor suas capacidades, sem riscos, que siga ao pé da letra estas instruções:

1. Os *exercícios* estão estruturados para que *os faça* somente em você mesmo(a). Se você conhece alguma pessoa a quem podem ser úteis, convide essa pessoa a ler o livro e fazê-los por conta própria. Para que estes exercícios sejam mais seguros, é indispensável que sejam pessoais.

2. Evite usar estas técnicas forçando *a si mesmo*. Deixe que os exercícios fluam *espontaneamente*, sem esforço, até onde você chegue *naturalmente*, sem tentar seguir mais adiante, nem sequer para terminá-los. Se chegou até a metade ou se acredita que não deu certo, poderá conseguir em outra ocasião. Se depois de várias tentativas, não consegue terminar um exercício, quer dizer que precisa de ajuda profissional para trabalhar esse ponto, mais *protegidamente*.

3. Evite ter idéias preconcebidas sobre o que deve ocorrer ou aparecer durante os exercícios. Deixe que seu cérebro direito lhe guie *saudavelmente*, *naturalmente*, até onde seja melhor para você e

observe com curiosidade o que aparece, ainda que lhe pareça ilógico ou absurdo. Lembre-se de que seu cérebro direito tem sua própria lógica.

4. A maneira mais simples de trabalhar com auto-hipnose é usando *sua respiração,* que a partir de agora é para você o veículo pelo qual atua sua mente inconsciente. Lembre-se que saúde e bem-estar andam de mãos dadas e que sua respiração leva você *saudavelmente* nesta aprendizagem. **Esta palavra, *saudavelmente*, é realmente protetora. Tenha-a sempre em mente.**

5. **Utilizar auto-hipnose para ir ao passado** pode ser incômodo e **é perigoso**. Evite fazê-lo de propósito. Isto é diferente de quando algumas cenas do passado aparecem em alguns exercícios, que, se aparecerem espontaneamente, não representam nenhum problema. Se você tiver vontade de viver a experiência de uma regressão, faça-o aos cuidados de um especialista.

6. **Siga as instruções** de cada exercício ao pé da letra, sem modificá-las, e verá que assim como respira sempre, automaticamente, *sem esforço*, assim tem que ser a vida, *desfrutando*, *resolvendo*, *mudando*. Para isso, a primeira coisa é aprender a descansar.

I
Eu Descanso

Se você *é* impaciente, *está no* lugar adequado do livro. Ninguém é impaciente gratuitamente. Alguém com pressa é uma pessoa cansada, por isso lhe damos as boas vindas ao mundo do *descanso*. Este é um lugar onde você *aprende* a viver o dia a dia de uma maneira diferente, *gozando* mais suas atividades, suas metas e inclusive as aprendizagens que surgem de seus problemas.

Este mundo é interno, intangível, mas, ao mesmo tempo, muito evidente porque quando tiver aprendido a descansar, você e os demais notarão. O descanso é um filtro que faz *a vida* mais *plena*. Alguém descansado responde melhor aos problemas e pode resolvê-los em um tempo menor, ou mudar de atitude com mais facilidade se estes forem insolúveis. A aprendizagem do descanso é fácil e rápida, já que você, como todos os seres humanos, está desenhado para descansar.

Nascemos e vivemos na cultura do cansaço e a maioria de nós é fatigado crônico, sem importar a idade, o sexo, o estado civil, a ocupação ou as preferências; somos uma legião de cansados. Dispomos de toneladas de literatura médica e psicológica que falam sobre o estresse: o que é, como se produz, o que fazer *para* viver com ele e como aproveitá-lo *criativamente*. Todos tentamos *administrar* a atividade física e *o repouso* de maneira equilibrada.

Entretanto, quantas vezes você quer passar o fim de semana *inteiro* dormindo sem ter que se levantar para passear com a família que, por sua vez, espera esses dias para gozar sua companhia sem restrições? Quanto conflito lhe provoca querer desfrutar com eles e não poder fazê-lo porque *praticamente* você está dormindo de olhos abertos?

Às vezes, sexta-feira à noite, depois de uma semana atroz de trabalho, você chega em casa, só para tomar um banho e sair para algum encontro com amigos; na festa você fica o tempo todo comendo salgadinhos, bebendo *e* talvez fumando só para espantar o sono, as conversas parecem intermináveis e, *de* vez em quando, você olha para o relógio. Logo depois, você procura algum sinal, no rosto ou na conversa dos outros, que lhe permita dizer a eles, tão cansados como você, que já é hora de ir. Algumas pessoas seriam capazes de pagar uma fortuna por uma noite de sono.

Em outras ocasiões, você deixa compromissos de trabalho ou cancela dizendo-se doente porque se sente cansado, e não percebe que, na realidade, nesse momento está doente de cansaço. O que aparenta ser um pretexto é a pura *verdade*. A conseqüência é que você deixa de desfrutar e de crescer.

Quando foi a última vez que se sentiu verdadeiramente descansado? Quantas vezes na metade do dia desejaria ter tudo resolvido e simplesmente se dedicar ao repouso? Quanto você sacrifica *seu descanso* pelas obrigações cotidianas "que não pode deixar"? Às vezes, anima-se a lutar por você mesmo e se dá uma pausa, dizendo: "vou tirar um cochilo de dez minutos para relaxar e me recompor". Recosta-se e *ocorre* que você dorme meia hora e, se está atrasado, é claro que não se recompõe e levanta "mal-humorado".

Todos falamos muito de fadiga, tensão, estresse, e de como tudo isso nos faz menos eficientes. Para que você *também* dê exemplos *em* nosso livro pense como era *sua* seqüência de sono e *atividade* quando tinha dezoito anos e como *é* agora. *Seguramente* você dormia melhor, tinha maior *clareza* sobre quando ir dormir e a que horas podia acordar refeito. Com os anos, nossa seqüência *natural* de sono vai mudando, entretanto, isso não implica que a qualidade de descanso tenha que piorar. Se acumulamos cansaço, é porque também com os anos nos esquecemos de nossa maneira pessoal de ser e estar no descanso.

O primeiro passo para *ter tranqüilidade* e desfrutar a vida é ***reconhecer o cansaço.***

O segundo passo para ter tranqüilidade e desfrutar a vida é ***resolver o cansaço,*** pura e simplesmente porque é o pior inimigo do prazer.

Gostaria de ter uma forma *fácil*, segura e eficiente de descansar nesses dez minutos? Como gostaria mais? Poder recarregar a bateria quase *automaticamente* e continuar, *aprendendo* da vida e desfrutando? E pela noite ter um sono profundo e rico? Para conseguir isso, propomos aqui um exercício muito *simples*, tão simples como dizer seu nome e utilizar sua respiração, *para* descansar.

Mas antes queremos lhe falar um pouco *mais* do que é o *descanso*, porque em geral nos ocupamos pouco em conhecê-lo. **O que significa descansar?** A resposta inclui três aspectos fundamentais:

1. descansar é **recuperar força e energia para o período seguinte de trabalho**
2. descansar é **facilitar uma série de processos de renovação do corpo**
3. descansar é também **digerir tudo aquilo vivido durante o dia, acomodá-lo em seu lugar dentro de nossa história pessoal e relacioná-lo com a informação que temos no cérebro.**

Quando éramos meninos, ensinaram-nos muitas coisas, levando-nos pela mão, com cuidado, como, por exemplo, a caminhar e a comer *corretamente*. Nessa época, descansávamos *de maneira espontânea*, dormíamos toda vez que nos dava sono, isso era o sinal de que já necessitávamos recuperar força, *renovar* nosso corpo e acomodar o que havíamos vivido. Pouco a pouco, fomos dormindo menos horas, como é natural no crescimento, mas também aprendemos erradamente que tudo o que tem a ver com estar acordado e com o que está fora é, supostamente, mais importante que dormir, sonhar e o que temos dentro.

Quantas vezes não reclamamos quando éramos meninos porque nos diziam para ir para cama e queríamos continuar brincando ou vendo televisão, ou escutando a conversa dos adultos? Como adultos, obrigamo-nos a sacrificar horas de sono "porque temos muitas coisas a fazer", como se descansar não fosse algo a fazer muito importante.

O acúmulo de cansaço durante períodos longos leva o ser humano ao que chamamos uma Dívida de Descanso, que é o acúmulo de pendências *na recuperação de força*, *na renovação corporal* e na *digestão do* que foi vivido durante o dia.

A Dívida de Descanso é uma das piores que podemos contrair, cobra os juros mais altos e com o tempo chegamos a pensar que nunca poderemos pagá-la. O problema é que os créditos são cobrados no corpo, nas *emoções* e na qualidade de vida.

Isto se deve ao fato de a Dívida de Descanso entorpecer as funções normais de recuperação e com isso diminuir nossa força físico-afetiva, e a capacidade para reagir *satisfatoriamente.*

Se à Dívida de Descanso se agrega um período de aumento de tensões ou estresse, chove no molhado, e qualquer gota transborda o copo. Por exemplo, alguém pode, de imediato, perceber que não conseguiu manejar uma situação que normalmente poderia resolver sem maior esforço, ou que desenvolveu de forma inesperada problemas digestivos quando sempre teve boa digestão, ou que tem dificuldades para se adaptar a uma mudança simples no trabalho.

O estresse, ainda que mínimo, unido à Dívida de Descanso, terminarão por desestabilizar o frágil equilíbrio em que já se encontrava a pessoa.

Existem diversas técnicas para relaxar eficientemente, mas quando se tenta diminuir a Dívida de Descanso, é necessário ir mais além, descansando durante o dia enquanto continua com suas atividades. E também durante a noite, ao dormir, para melhorar a eficiência dos *mecanismos naturais* de recuperação de energia, renovação corporal e digestão do que foi vivido. *Assim* se consegue o repouso necessário pelas horas de trabalho e, ao mesmo tempo, ***pagamos pouco a pouco a Dívida de Descanso***.

Exercício 1

Eu Aprendo a Descansar

Este exercício se baseia no *uso* d*a respiração e* do nome completo de quem o pratica para ativar recursos localizados no lado direito do cérebro. Gostemos ou não, *o nome* completo resume nossa história.

O nome *completo* se forma da seguinte maneira, *somando*:

- Nome ou nomes; mais
- apelidos ou *formas* de chamar afetuosamente, *ordenadas* de maneira cronológica; mais
- sobrenomes incluindo o paterno, o materno, o do ou dos parceiros, e o *de* casamento, seja você homem ou mulher; se alguém tem história de divórcio ou viuvez, como estes são feitos importantes na *vida*, é necessário agregar o sobrenome do ex-cônjuge ou a referência da viuvez; se depois se unir a outro(a) parceiro(a), deve agregar o sobrenome atual, separando com a frase: "e agora de..."

Suponhamos que alguém se chama:

João Ernesto Gonçalves Souza. Quando era menino lhe chamavam “Gordo”, depois lhe diziam afetuosamente “Neto”, quando se casou pela primeira vez, sua esposa, com sobrenome Soares, se referia a ele como “Netinho”, anos depois enviuvou-se e sua segunda esposa, com sobrenome Fontes, preferia lhe chamar “Jão”. De acordo com as normas mencionadas, seu nome completo *para* fins deste exercício é:

João Ernesto “Gordo” “Neto” “Netinho” “Jão” Gonçalves Souza viúvo de Soares e agora de Fontes.

Para diferenciar entre a viuvez e o casamento atual usamos a frase “e agora de”, separando claramente as duas relações de João Ernesto.

É fundamental *construir* o nome da maneira mais precisa possível e não somente com as partes que gostamos mais ou as legalmente utilizadas, ou eliminando as que não gostamos, já que se trata de incluir todas as etapas da *vida emocional* refletidas no nome. Isto permite retornar períodos incompletos *de descanso*, digerir pendências e juntar inconscientemente a informação, para vê-la com novas perspectivas, ***abrindo portas***.

Outro exemplo: Se Guadalupe Lobo Castaño quer conhecer, em termos do exercício de descanso, seu nome completo, precisa pensar *nas* formas como tem sido chamada em sua *vida* cronologicamente. Guadalupe tem tido, neste sentido, muitas variantes, de maneira que deverá escolher a que mais gosta e a que menos gosta desse grupo de nomes agregados, para ter um panorama completo. Gosta mais de Nena, que foi como lhe chamavam quando menina. O apelido que a desagrada mais é Lupe, como lhe chamavam na adolescência. *Atualmente* está casada pela segunda vez, seu primeiro marido tinha o sobrenome Teixeira e o atual Osuna. Tanto seus filhos quanto seu atual marido se referem a ela como Pita, apelido que além de gostar, sente que reune sua história. Assim, o nome completo de Guadalupe, *de acordo* com estas normas, é:

Guadalupe "Nena" "Lupe" "Pita" Lobo Castaño ex de Teixeira e agora de Osuna.

É importante outra vez agregar o segundo sobrenome de casada com uma clara diferenciação, o que é feito ao dizer, "ex de Teixeira e agora de Osuna".

Vamos fazer o exercício:

A - **Construo meu nome completo**

Trabalhe consigo mesmo(a) para construir seu nome completo e anote-o num papel.

B - **Ponho-me confortavelmente**

Para levar a cabo o exercício, escolha um lugar confortável, não é necessário que se recoste nem use uma poltrona especial durante o dia. Pela noite, faça-o já deitado, na posição em que usualmente dorme, e pouco antes disso.

C - **Entro em transe hipnótico protegidamente**

Com os olhos fechados, mova seu olhar para sua sobrancelha como se quisesse ver sua fronte. Com o olhar nessa posição, respire profundamente. Ao terminar de soltar o ar, volte o olho para a posição natural, respirando no seu ritmo. Com os olhos fechados ou abertos, como preferir, repita mentalmente, lentamente, sílaba por sílaba, três vezes a seguinte oração construída com seu nome completo:

D - **Uso meu nome completo**

"Eu (aqui vai seu nome completo) des-can-so eu mes-mo com-ple-to sau-da-vel-men-te *des-fru-tan-do* pro-te-gi-da-men-te."

Por exemplo, se este exercício fosse feito por Guadalupe Nena Lupe Pita Lobo Castaño ex de Teixeira e agora de Osuna, a oração que Gauadalupe teria que repetir mentalmente, lentamente, sílaba por sílaba, três vezes seria: "Eu Gua-da-lu-pe Ne-na Lu-pe Pi-ta Lo-bo Cas-ta-ño ex de Tei-xei-ra e a-go-ra de O-su-na des-can-so eu mes-ma com-ple-ta sau-da-vel-men-te *des-fru-tan-do* pro-te-gi-da-men-te."

E - **Digiro meus problemas**

Depois de repetir a oração com seu nome completo, deixe sua mente *e* sua imaginação absolutamente livres. ***Seu descanso digere*** seus ***problemas***. A experiência varia em cada ocasião, pode ser que lhe desperte de pendências e coisas mais concretas, das suas preocupações pessoais ou que duvide que o exercício serve para algo e lhe pareça que está desconcentrado, ou bem pode ser que tragam lembranças de outros momentos de sua vida, ou que simplesmente lhe relaxe ou que recrie odores ou sabores ou sons internos, ou que tenha um mosaico de sensações, ou que perceba uma simples escuridão ou inclusive um nada, ou que fique *protegidamente* com a mente em branco.

Seja lá o que for que aconteça, está bem porque seu cérebro direito lhe leva protegidamente pelo caminho de seguir *descansando*. A única coisa que este exercício pode lhe trazer é bem-estar, que você desfruta, ***em harmonia*** consigo mesmo(a) e com os e as demais.

O efeito digestivo deste exercício é tal que, cada vez que o ar entre dentro de você por meio de sua respiração, seu descanso digere seus problemas e lhe nutre com a parte disso que apareceu durante o descanso, para que siga construindo sua recuperação. Por outro lado, cada vez que com sua respiração sai o ar, você expulsa aquilo que se tivesse ficado dentro lhe atrapalharia.

Isso que sai *de* você de nenhuma maneira é "mau", simplesmente seu lugar é fora, como o dióxido de carbono que, ao sair com sua respiração, se acomoda nas plantas e lhes serve para suas funções vitais. Desse *modo*, cada vez *que* respira está recuperando força, renovando-se e digerindo o que foi vivido, para ficar com o melhor.

F - **Digiro também o desagradável**

Se, por acaso, durante o exercício, aparecer algo mau ou desagradável, bastará que siga descansando, deixando para a sua respiração o trabalho de ir digerindo isso *automaticamente*. E você percebe que digere porque isso vai *mudando* ou até desaparece, conforme for preciso para que você esteja como quer estar, sendo como quer ser, sentindo como quer sentir, *saudavelmente*.

G - **Finalizo o exercício descansado**

Quando você quiser dar por terminado o exercício, respire profundamente. Se você fizer isso pela noite, simplesmente continue com os olhos fechados e continue dormindo confortavelmente, *naturalmente*.

Mesmo assim, você pode praticar o exercício durante o dia, o que lhe produzirá relaxamento *e* recuperação para seguir trabalhando. Há quem o faça em cinco minutos em seu escritório ou em um canto ao ar livre.

Durante o descanso, o vivido se *conecta naturalmente* com tudo o que tem em *seu* interior, formando uma *rede de bem-estar*. Isto significa que seu arquivo e você se renovam porque é dado às suas experiências um lugar melhor, *e* isso *amplia* suas possibilidades.

Também podemos fazer com que *o sono* seja independente do descanso. Se, em alguma noite, acordar antes do planejado, ou por algum motivo não lhe for possível dormir, não lute com a insônia e utilize o exercício anterior ou o que explicamos a seguir para conseguir um *bom descanso*, que nessas situações especiais pode substituir o sono.

Exercício 2
Eu Aprendo a *sonhar acordado* para descansar

Quando não puder dormir, veja essa experiência como uma oportunidade para *desfrutar* de *sua intimidade* consigo mesmo(a) e, *acompanhando* a si mesmo(a), *descansa* de uma maneira diferente nesta ocasião. Este exercício serve para você recuperar e também reativar recursos que talvez estejam um pouco empoeirados.

O ponto essencial desta técnica é que sempre podemos aprender e usufruir, mesmo em situações que nos ensinaram a considerar difíceis.

Quando for difícil dormir apesar de querer fazê-lo, reflita, antes de tudo, se isto tem se repetido, de forma a repercutir em sua qualidade de vida. Se assim for, além destes exercícios, consulte seu médico para descartar a possibilidade da insônia ter causas físicas.

A - **Ponho-me confortavelmente**

Ponha-se confortavelmente, pode fazê-lo saindo da cama, lavando o rosto e as mãos, passando para outra área da sua casa e continuar as instruções que seguem. *Também* pode ser que deseje ficar na sua cama e aí fazer o exercício. Você decide como se sente melhor.

B - **Lembro-me de momentos agradáveis**

Agora selecione com toda vontade, racionalmente, um ou vários momentos agradáveis de sua vida, em que tenha estado como queria estar, saudavelmente, desfrutando, em bem-estar e harmonia. Deixe que sua memória junto *com* sua *imaginação e* fantasia tragam esses momentos e recrie-os com todo detalhe. Pode ser que permaneça um só, ou vá e venha, ou que surja uma série de momentos um atrás do outro ou combinados. Deixe que tudo de bom e bonito dessas experiências volte.

Reconstrua esses momentos lembrando-se deles até onde puder, *com* todo *detalhe*, com os olhos fechados ou abertos, como preferir. Assim, *naturalmente*, desenvolva um estado auto-hipnótico acordado, em que todos *os recursos* internos que tem, arquivados nessas gravações, *se renovem saudavelmente* e se ativem. Também pode fantasiar momentos agradáveis acontecendo no futuro, construindo-os detalhadamente. Situações *em* que você já está em bem-estar saudável e harmonia, como *você* quer estar, sendo como quer *ser* e sentindo-se como quer se sentir. Esse futuro já é presente em sua imaginação e, a partir daí, de dentro de você, influi para que seja um ser humano são, *completo*, *desfrutando* a vida cada vez *melhor*.

C - **Aplico estas aprendizagens em minha vida**

Este exercício lhe oferece recursos que você já tem. Depois de fantasiar e imaginar tanto quanto quiser, minutos ou horas, faça uma parada e comece a refletir analisando e pensando logicamente como aplicar essas aprendizagens e recursos no seu momento atual. Tente converter para o racional tudo isso que é emocional, sem tentar acomodar de maneira forçada, mas *deixando que fluam* novas visões e *soluções* protegidas, *saudáveis, harmoniosas.*

Por exemplo, hoje é terça-feira e em seu local de trabalho, ou em sua casa, ou em sua escola estão acontecendo mudanças. Chegando a noite, você dorme com essas idéias rondando em sua cabeça. Às 2:35 da madrugada, acorda perfeitamente lúcido, fresco como uma verdura do mercado, como se fosse meio-dia. As mesmas idéias que tinha ao dormir estão agora novamente *ativas*, girando e girando em sua mente.

Isto não lhe ocorre com freqüência, mas hoje é diferente.

Lembre-se do exercício em que aprendeu a sonhar acordado para descansar, e se levante da cama, lave seu rosto e suas mãos, vista um roupão confortável e vá para a parte de sua casa que mais goste.

Já acomodado por dentro e por fora, selecione com cuidado um momento muito agradável. Por exemplo, um passeio a pé. Lembre-se *com* detalhe como estava o sol, o vento suave, a temperatura, suas sensações, ao dar cada passo a frente, o ritmo de seu corpo, a paisagem, sua sensação ao respirar, como entrava e saía o ar. Lembre-se desse contato tão agradável consigo mesmo(a) e com o ambiente exterior, desfrutando harmoniosamente, saudavelmente. Assim, você segue recriando-se.

Quando você olha o relógio terão passado 25 minutos. Pergunte a si mesmo que *recursos* estão aí à sua disposição nesse tesouro de experiência simples. Sente-se descansado e, ao mesmo tempo, com um delicioso sono, volta para sua cama e, conforme vai dormindo, reconhece *objetivamente* que você é capaz de encontrar lugares harmoniosos, capaz de gozar sua permanência neles, aprendendo e apoiando sua saúde. Você percebe, quase dormindo, que agora é o momento de visitar sua paisagem interior, digerir o vivido nesse dia e aproveitá-lo para manejar as mudanças, ***harmonizando seu dentro com o fora***.

Este exercício é *particularmente* útil para situações de crise ou enfermidade. Como tudo, é questão de treinamento e constância.

Sugerimos que você descanse desta maneira todos os dias. O *descanso* sempre tem insuspeitáveis efeitos benéficos e vantagens, que são diferentes *em* cada pessoa, muitas vezes surpreendentes.

O *equilíbrio* que se consegue descansando é similar ao da natureza nos bosques, lagos, desertos, mares, selvas, é uma dinâmica ecológica *pessoal* que vive na realidade externa e na interna cotidianamente. *Descanse* e *nunca renuncie a seus sonhos*. **Isso é viver e aprender**.

II

Eu Escuto Meu Corpo, Eu Atendo Minhas Emoções

Nós, *os* seres *humanos*, temos nos preocupado, desde tempos remotos, a entender e resolver os desequilíbrios do bem-estar, até aqueles que chamamos enfermidade. Existem muitas formas, todas interessantes, de descrever estas situações: desde as idéias mágicas "primitivas", até o trabalho científico. Cada pessoa pode viver, de maneiras bem diferentes, a saúde e seus desequilíbrios, porque cada cabeça é um mundo. E, em qualquer desses mundos, há **duas partes**, uma não encoberta, visível como as montanhas e os vales: é **nossa parte social** que negocia com a *realidade externa*; *e* outra, profunda, oculta, cheia de vida como o fundo do mar: é **nossa parte íntima ou privada**, nossa *realidade interna*.

Através da educação, *ensinam-nos* que existem sentimentos que podem ser mostrados e outros que não são socialmente aceitos. Quando alguém chora, a primeira reação é dizer-lhe: "acalme-se, não chore, não é nada". Se uma pessoa mostra ira, *a* tacham de "grosseira", "mal-educada" e a reação é evitá-la. Estes rechaços têm um lado claramente positivo, já que permitem regular a *vida em comunidade*, mantendo um clima de harmonia. Não obstante, levados ao extremo e, sobretudo, *unidos* à idéia de que é *socialmente* bem visto mostrar calma e sorrisos sempre, terminam por nos levar a deixar de reconhecer o que estamos *sentindo.*

Desse modo, acabamos considerando "mau" o sentir ira, tristeza, frustração, inveja, ciúmes, angústia, medo, rancor, etc., de maneira que nunca deixamos chegar *plenamente* essas *emoções* e, ao final, esquecemos como se chama o que sentimos. O mal-estar físico e a enfermidade muitas vezes são oportunidades *para expressar* com o corpo o que a pessoa cala.

Estamos acostumados a falar das emoções como algo abstrato que se dá na mente, e dos males físicos e das enfermidades como algo *concreto* que se dá no corpo. Entretanto, as emoções têm manifestações corporais. Por exemplo, a ira pode ser sentida em forma de tensão na mandíbula, sensação de apertar os punhos, dificuldade para respirar, palidez, boca seca *e* suor nas mãos. De maneira similar, o que acontece *no* corpo gera emoções, quando temos dor podemos sentir angústia, raiva, tristeza. Assim, já que as manifestações de continuidade corpo-mente se iniciam num e noutro lado, trata-se de uma *interação* circular, onde o que acontece numa parte afeta a outra e vice-versa.

Também escutamos falar de enfermidades psicossomáticas e, geralmente, entendemos *que* são enfermidades nas quais a participação ativa das duas áreas, afetiva e corporal, é muito clara. Entretanto, em toda desordem física ou emocional, *na realidade*, *existe* uma **interação** que podemos chamar **psicossomática**. É nessa parte de nós mesmos, em que os males se manifestam, que eles têm, como qualquer outro fato *na vida*, uma **dupla interpretação: no corpo e na mente**. Em todas as nossas experiências, ambas as partes participam em proporções distintas.

Esta visão abre uma perspectiva diferente da suposição, que lamentavelmente ainda existe entre muitos médicos e psicólogos, de que as chamadas enfermidades psicossomáticas têm uma origem *emocional e* acontecem a pessoas estressadas ou que tentam chamar a atenção.

Verdadeiramente, todo mal ou enfermidade tem, por assim dizer, três níveis: o nível físico, que é o que acontece e sentimos no corpo; o nível emocional, que é o conjunto de emoções que aparecem com um mal-estar ou enfermidade e as sensações que naturalmente aparecem unidas a essas emoções; o nível *racional*, que é a série de idéias e explicações que damos a nós mesmos sobre um mal-estar ou enfermidade.

A união destes três níveis faz dos males e enfermidades situações muito variáveis de um ser humano para outro. Os elementos que podem ser mais ou menos equivalentes são em menor número do *que* os que *podem mudar* conforme a maneira de ser da pessoa e, assim se explica que, mais do que enfermidades, existem enfermos.

Muitas vezes ouvimos falar de alguém que consulta o médico por algum mal e este lhe responde: "o senhor não tem nada, isso é emocional". A pessoa tem um mal, o doutor não acha e reitera: "todos os exames estão normais". Seria menos confuso se este profissional dissesse "até onde a medicina chegou, ainda é pouco claro o que ocorre com o senhor". Este comentário evitaria a confusão e solidão que experimentamos quando nos sentimos mal *e* não encontramos explicação. Às vezes, a realidade externa é insuficiente para explicar a interna, ainda que as duas tenham evidências que mostram que são verdadeiras.

Quando tratamos de entender o que acontece *em nosso interior*, tanto quando estamos sãos, como quando sofremos males ou quando estamos enfermos, podemos mais *facilmente* nos compreender, nos fazer compreender e nos sentir compreendidos. Assim, *inicia-se* um *novo caminho* de cooperação entre o especialista em si mesmo, que é a pessoa que sente os males e sente o que lhe acontece além do que dizem os exames, e o especialista profissional *de saúde*. Com os médicos, às vezes, basta expressar com serenidade e segurança que ainda se sente mal, para que a comunicação melhore.

Convidamos você a tentar *um novo caminho* no qual você e seu médico se perguntam: como o que acontece em seu corpo está repercutindo em suas emoções? Como o que acontece em sua mente está se manifestando através de males? O que está calado, que seu corpo tenta dizer com a linguagem do mal físico ou da enfermidade?

Fazer estas perguntas é importante, porque abrem uma explicação do processo saúde-enfermidade muito diferente do aprendido socialmente. Traz uma nova perspectiva para um mundo que acreditávamos *completo* e isso nos assusta a princípio pelo simples fato de ser desconhecido. Entretanto, essas duas metades, ao se colocarem em contato *consigo mesmo(a)*, com a família e *com* o médico, produzem uma forma de ***descanso emocional*** que é ***muito importante***. Esse descanso nos faz sentir apoiados e sustentados, capazes de recuperar força para na saúde ou na enfermidade perguntar, como se chama o que sinto? A resposta nos leva a crescer *e* a precisar de menos males físicos para nos expressar.

EXERCÍCIO 3
Eu *aprendo* como se chama o que sinto

Se você se esqueceu de suas emoções é provável *que* tenha mais do que 25 anos e que seja homem. Os homens aprendem que sentir é coisa de mulheres e as mulheres se acostumam, depois de certa idade, a ocultar suas emoções. E todos nós deixamos de viver os sentimentos que são socialmente inaceitáveis. Assim, desenvolvemos um temor de pensar que podemos estar irados ou tristes, ou qualquer outra coisa que seja pouco elegante. Essa é a melhor forma de complicar as emoções. Reconhecê-las é o primeiro passo para resolvê-las, em bem-estar e harmonia consigo mesmo(a) e com os demais. Isto é importante porque, *ao* **saber como se chama o que você sente**, você *constrói* mais opções de vida, maior *bem-estar e* melhores *soluções.*

A - **Repasso minhas emoções**

Ao final do dia, coloque-se num lugar confortável e repasse mentalmente quais emoções você acha que sentiu, tanto agradáveis como desagradáveis.

B - **Reconheço como se chama o que sinto**

Se você identifica alguma emoção confusa ou muito intensa, lembre-se do que sentiu em seu corpo nesse momento. Pode parecer até que você não sentiu nada. Evite se esforçar em perceber precisamente e, simplesmente, com os olhos fechados ou abertos, repita mentalmente, lentamente, sílaba por sílaba, três vezes:

Eu re-co-nhe-ço *sau-da-vel-men-te* co-mo se cha-ma o que sin-to e vou *di-ge-rin-do pro-te-gi-da-men-te har-mo-ni-o-sa-men-te.*

C - **Percebo que começa a mudança**
Preste atenção como *aparece* uma *mudança.* Pode ser mínima ou aparentemente ilógica. Pode ser uma simples modificação de suas sensações ou emoções ou de seus pensamentos ante essa lembrança. Pode ser o surgimento de uma idéia diferente, ou uma nova reflexão sobre você mesmo. O que importa *é* que a esse primeiro passo siga um processo de *progresso saudável*, que continue *com sua* respiração ininterruptamente, no seu próprio ritmo. A única coisa que pode lhe trazer é bem-estar saudável em harmonia consigo mesmo(a) e com os e as demais. Uma vez que tenha aparecido essa mudança, faça uma *respiração* profunda para dar por terminado o exercício. No dia seguinte, sentirá mais clareza e *melhor* manejo de suas emoções.

Nossa *parte social* regula a expressão de nossa *parte íntima.* Quando há dificuldades de comunicação entre elas, podem aparecer mal-estares físicos temporários que são desequilíbrios menores da saúde como: dores de cabeça, dores musculares, tensão, transtornos digestivos, males respiratórios, etc. Duram pouco tempo, vão e podem voltar de maneira intermitente. É aqui onde muitas vezes os exames médicos não mostram dados suficientes para afirmar que existe uma enfermidade ou onde todos os resultados são *claramente* normais. Se isso continuar, pode aparecer um desequilíbrio maior que seja reconhecido formalmente como enfermidade. Em qualquer dos dois casos, **é fundamental tratar a pessoa completa**, tanto *em* sua realidade interna-emocional, como na externa física-social.

Somos pessoas completas no íntimo e no social; por isso é fundamental reconhecer as emoções e também indispensável reconhecer a contraparte: **sentir o que sabemos de nós** mesmos. Isto é, perceber nossos recursos pessoais para ter um mínimo de segurança baseada no que já sei de mim, e poder sentir, usar, compartilhar e crescer com isso.

Existem duas formas de consciência de qualidades e defeitos, uma racional e a outra emocional. Em *diferentes momentos* da vida, podemos ter a necessidade de uma idéia aumentada de nós mesmos ou de uma idéia diminuída. Ainda que, no fundo, conheçamos mais ou menos como somos. Este exercício e o anterior *se complementam*. Faça-os um num dia e o outro no dia seguinte, ou seja, de maneira alternada.

EXERCÍCIO 4
***Eu aprendo* a sentir o que sei de mim**

É quase um costume social insistir em destacar os defeitos e falar pouco dos acertos. Fazemos isso *quase sem pensar*. Por exemplo, alguém pode ter um vizinho amável, bem disposto a ajudar quando solicitado, cuidadoso e *sereno*, mas tudo isso parece se apagar quando se refere a ele simplesmente como o vizinho da casa, ou talvez o baixinho. Isso acontece também dentro de você, como se tivesse uma espécie de amnésia *prática de* suas virtudes. Sabe que tem talentos e *habilidades*, mas se esquece de senti-los. Este exercício resolve essa valiosa amnésia.

A - **Reconheço alguns de meus acertos e habilidades**

Tire um tempo para você e reflita sobre alguma habilidade que sabe que tem e que queira sentir. Se preferir, lembre-se de um momento de acerto em sua vida, para revivê-lo.

B - **Entro em transe hipnótico protegidamente**

Num lugar *confortável,* ou antes de dormir, com os olhos fechados, mova seu olhar para suas sobrancelhas como se quisesse olhar sua fronte. Nessa posição, respire profundamente. Ao terminar de soltar o ar, volte o olho para a posição natural e continue *respirando normalmente* em seu próprio ritmo. Para continuar o exercício, pode fazê-lo com os olhos abertos ou fechados, como quiser.

C - **Lembro-me do momento em que vivi meu acerto ou habilidade**

Escolha com todo cuidado uma lembrança em que seja claro que aplicou a habilidade que deseja sentir, ou um momento em que tenha atuado *acertadamente.* Recrie em sua memória essa lembrança, revivendo-a com todo detalhe e, depois de três ou quatro minutos, repita mentalmente, lentamente, sílaba por sílaba, três vezes:

"Mi-nha res-pi-ra-ção me en-si-na a sen-tir sau-da-vel-men-te *des-fru-tan-do pro-te-gi-da-men-te.*"

D - **Percebo que começa a mudança**

Preste atenção como aparece uma mudança, pode ser mínima ou aparentemente ilógica. Pode ser uma simples modificação de suas sensações ou emoções ante essa lembrança, ou o surgimento de uma idéia diferente, ou uma nova reflexão sobre si mesmo. O que importa é que a esse primeiro passo siga um processo de progresso saudável, que continue com sua respiração ininterruptamente, em seu próprio ritmo, *ensinando-lhe a sentir* o que sabe de você. A única coisa que isso pode lhe trazer é *bem-estar saudável* que se desenvolve em *harmonia* consigo mesmo(a) e com os e as demais. Uma vez que tenha surgido essa simples mudança, respire profundamente para dar por terminado o exercício.

Com os dois exercícios prévios, você já tem uma forma prática de ir *conectando* esses *dois mundos* de que falávamos: **o racional**, que aprendeu socialmente, *e o emotivo particular seu*, isto **é, o que sabe de você** e *o que sente.*

Ainda pode ir mais além em sua aprendizagem de auto-hipnose para escutar seu corpo e atender suas emoções. O exercício seguinte serve para você colaborar *com* você mesmo(a) através da sua *recuperação*, quando você estiver em uma situação de enfermidade *física* ou em um conflito *emocional.*

Exercício 5

Eu *aprendo a colaborar* com minha cura física e emocional

Quando tiver **algum mal físico, recorra a seu médico** para que ele faça um diagnóstico preciso. É muito importante que você saiba que este exercício é para ser feito ***além de, nunca no lugar de consultar o médico***.

A - **Escolha um lugar confortável**

Escolha um lugar confortável *para* fazer *o exercício* ou faça-o pouco antes de dormir, já deitado em sua cama.

B - **Analiso racionalmente meu problema**

Pense no que sabe do problema que quer ajudar a resolver. Analise o que passa, reflita sobre essa situação.

C - **Percebo minhas emoções**

Agora observe que emoções ou sentimentos aparecem quando você pensa nesse problema.

D - **Percebo minhas sensações corporais**

Perceba como seus pensamentos e suas emoções se refletem em seu corpo, em forma de sensações.

E - **Meus pensamentos, emoções e sensações se misturam**

Agora deixe que sua respiração junte seus pensamentos, emoções e sensações misturando tudo isso e formando algo que é uma representação desse problema. Pode aparecer qualquer coisa: uma imagem, um odor, um sabor, uma lembrança, uma palavra, uma idéia, uma sensação distinta, uma reflexão diferente, a recriação interna de um som, ou um mosaico destas percepções, uma escuridão que se move ou inclusive um nada.

O que aparece pode ser vago ou preciso, flutuante ou fixo, contínuo ou interrompido. Mas pouco importa o que seja, porque isso que aparece espontaneamente, ainda que lhe pareça ilógico ou absurdo, isso é a representação desse problema.

F - ***Minha respiração o resolve***

Observe com detalhe isso que apareceu e repita, mentalmente, lentamente, sílaba por sílaba, três vezes:

Mi-nha res-pi-ra-ção o re-sol-ve *sau-da-vel-men-te* des-fru-tan-do *pro-te-gi-da-men-te* har-mo-ni-o-sa-men-te.

G - **Percebo a primeira mudança**

Preste atenção como aparece uma mudança. Pode ser uma mudança em suas sensações ou em suas emoções ou em seus pensamentos, ou na forma como isso se representou. Essa mudança é o primeiro passo numa série de mudanças, que seguem protegidamente de maneira ininterrupta, *inconscientemente*, cada vez que respira, *resolvendo* em seu interior, saudavelmente, as *verdadeiras causas* e necessidades inconscientes disso que apareceu. Desse momento em diante, *automaticamente*, com sua respiração sua mente inconsciente que é parte de você, *em harmonia* consigo mesmo(a), com os demais e as demais, segue ajustando isso, ao ritmo que você respira *agradavelmente*. *Corrigindo* tudo isso que antes produzia esse problema. A única coisa que este exercício pode lhe trazer é bem-estar saudável que você desfruta *saudavelmente*. Você já se deu conta de qual foi essa primeira modificação e para dar por terminado o exercício, respire profundamente ou continue dormindo *confortavelmente*.

III
Eu Curo Minhas Feridas

Todos os seres vivos, as plantas, os animais, as pessoas, sofremos *feridas* ao longo da vida. Umas estão no corpo e podemos vê-las diretamente, outras, quase sempre permanecem ocultas, são feridas do coração.

Há feridas grandes e pequenas, superficiais e profundas. Mas sua gravidade depende do momento da vida em que foram feitas. Uma planta que apenas começa a sair da terra pode ser esmagada com uma pisada. Não acontece o mesmo quando já é uma árvore média ou grande. As mesmas feridas que em um adulto saram rápido, podem por em perigo a vida de um menino.

Todas as feridas *saram* se estão limpas e deixadas ao ar, se não arrancamos a casca ou metemos o dedo, ainda que umas demorem mais que outras a sarar. Mas, enquanto não cicatrizam, podemos ter problemas. Se infeccionam, adoecemos; se sangram, ficamos debilitados. Os arranhões não nos deixam aproximarmos dos demais, qualquer roçar dói muito. As arvorezinhas machucadas podem perder ramas ou crescer tortas. Os animais feridos ficam agressivos. Enfim, há muitas coisas que não podemos fazer bem enquanto as feridas não estejam *cicatrizadas*. Mas sim, quando as feridas saram, as cicatrizes se tornam lembranças, já sem dor, desses maus momentos, de como os superamos, *sobrevivemos* e nos fortalecemos com eles.

Os animais machucados limpam as feridas metendo-se na água ou lambendo-as, e quase sempre se isolam e dormem enquanto seus *mecanismos curativos* trabalham, sarando-as. Estes mecanismos *aparecem espontaneamente* durante o descanso.

Todos temos mecanismos naturais para cicatrizar as feridas, mas, às vezes, não podem atuar plenamente porque há interferências, como sujeira que provoca infecções, ou se alguém arranca a casca ou põe o dedo.

Vamos, então, fazer um exercício para ajudar a cicatrizar suas feridas.

Exercício 6
Eu cicatrizo minhas feridas

Você se lembra que *a respiração e o sonhar* acordado *abrem* as *portas* que comunicam a realidade interna com a realidade externa? Estas mesmas portas nos permitem fazer chegar os nossos recursos curativos até as feridas do coração, *curando-as.*

A - **Imagino minhas feridas**
Como seriam as feridas que você tem sofrido em sua vida? Como as imagina? Em que parte de seu corpo estariam? Preste bem atenção na primeira coisa que lhe ocorre. Observe quão *curadas* estão, se há alguma aberta, se está sangrando ou não, ou talvez infectada. Observe como estão todas suas feridas. Já percebeu como estão?

B - **Cicatrizo minhas feridas**
Agora, sinta *sua respiração*, sinta como o ar passa através de suas narinas ou de sua boca, em um sentido, no outro, e preste atenção como sua respiração está curando suas feridas, *limpando-as*, *secando-as*, *cicatrizando-as*,

automaticamente, cada vez que o ar passa por suas narinas ou sua boca, sem que você faça nada. Fique um momento observando como suas feridas estão *sarando* através de sua respiração. Ainda que você não perceba, sua respiração sempre sara suas feridas, todas as feridas, *automaticamente*. Fique observando por um momento, o tempo que quiser, sabendo que este processo continua por si só, com cada respiração. De vez em quando, mais tarde, amanhã, ou um pouco depois, volte a imaginar as feridas para perceber como estão sarando ou se *já cicatrizaram*.

Quando suas feridas se encontram já *em* um franco processo de *cura*, e isto pode ser logo depois ou vários dias depois de ter começado a cicatrizá-las, você pode passar ao exercício seguinte.

EXERCÍCIO 7
Eu aprendo com minhas cicatrizes

Comentamos que as cicatrizes são lembranças, já sem dor, desses momentos difíceis que já passaram. Podemos vê-las, podemos tocá-las, e aprender com elas que superamos e como *superamos a dor* e, talvez até, o perigo de morte. Por outro lado, essas feridas nos acompanharam durante muito tempo, sua presença nos manteve alerta e, talvez, tenha nos ajudado a evitar outras situações perigosas ou a defender-nos, como os animais feridos que ficam ariscos. É importante despedir-nos delas, e despedir-nos bem: agradecer-lhes tudo o que nos deram e reclamar da dor que nos causaram. Só assim poderemos guardar dentro o que *aprendemos* delas, para utilizá-lo *saudavelmente* quando for necessário.

A - **Ponho-me confortavelmente**

Procure um momento do dia em que possa estar tranqüilo consigo mesmo(a) e ponha-se confortável num lugar, levando lápis, papel, fósforos e um cinzeiro ou um prato.

B - **Despeço-me de minhas feridas**

Escreva uma carta a suas feridas, dizendo-lhes tudo o que tenha pendente para lhes dizer, mas, sobretudo, *agradeça-lhes* o que lhes tem a agradecer, o que lhe deram, para o que lhe têm servido, *reclamando delas* o que tenha que reclamar e *despeça-se* bem delas. Quando terminar, leia a carta completa em silêncio ou em voz alta, como preferir, e depois a queime no cinzeiro ou prato.

C - Faço crescer as aprendizagens que tive com minhas cicatrizes

Ponha essas cinzas na terra onde cresça uma planta com a qual possa fazer um chá. Pode ser num vaso com uma plantinha de camomila ou erva-doce ou em seu jardim, se houver, por exemplo, um limoeiro ou uma laranjeira cujas folhas possa ferver. Integre-as bem à terra. Regue esta plantinha três vezes ao dia durante três dias, pondo cada vez um pouquinho de água, só o necessário, mas é importante regá-la três vezes ao dia durante três dias. Se não estiver em casa no meio do dia pode, por exemplo, regá-la a primeira vez *ao acordar*, a segunda *antes de sair* para o trabalho e a terceira *à noite*.

D - **Pego o que minhas cicatrizes me dão**
No quarto dia, prepare um chá com algumas folhas dessa planta, adoce com mel, ponha um pouco de leite e tome-o *com* toda *tranqüilidade*. Se o fizer no mesmo lugar em que escreveu a carta, melhor.

Você já *cicatrizou* suas *feridas* e *aprendeu* muito com elas. Você tem cada vez mais recursos e, além disso, tem toda essa energia que antes ia com as feridas, para continuar aprendendo a caminhar pela vida, sem esforço e *desfrutando*.

IV
Eu Descubro a Esfera das Realidades

O que significa construir realidades? Queremos explicar isso porque esta frase pode ser mal interpretada ou até soar chocante ou pretensiosa. Já *explicamos* antes porque a *realidade externa* como tal, não pode ser conhecida de maneira completa, só parcial. Nossos olhos não percebem toda a gama de cores, alguns animais escutam mais sons que nós, nosso olfato, paladar e tato são limitados também. E todos os dados obtidos nas investigações científicas continuam sendo interpretados por nossos sentidos limitados e filtrados pelas idéias que num dado momento são tomadas como "as melhores".

Chama-se "realidade científica" aquilo que pode ser repetido de maneira previsível. Isso é a evidência científica, e o sobrenome científica quer dizer que é verdade de acordo com a concepção do mundo que os cientistas têm. Desde já, é uma entre muitas possíveis.

Tanto a ciência como outras descrições do que se considera real, estariam de acordo que este livro surgiu simplesmente *como uma idéia*; foi *tomando* forma como projeto nos territórios intangíveis da mente, *da imaginação e da fantasia*. Daí passou a um projeto escrito e, a partir desse momento, começou a ser uma realidade externa tangível. Antes era só *realidade interna* intangível, mas tão real quanto você o está lendo agora. *Realidades em dois níveis* distintos, ambas compatíveis e de qualquer ponto de vista ***mutuamente indispensáveis*** para concretizar este livro que ocupa um espaço, toma um pouco do seu tempo para ser lido e do qual você vai *aprendendo saudavelmente*, *protegidamente* em bem-estar, *desfrutando* em suas duas realidades, a externa e a interna. É a partir da realidade interna que fluem muito mais realidades do que aquelas que você normalmente pensa.

Parece-nos que existem *realidades* que são suscetíveis de serem *construídas* dentro e outras que temos que aceitar porque são *imutáveis fora*. Para aceitá-las, a grande ferramenta é a *mudança de atitude*. Existe um fluxo de realidade de dentro para fora e vice-versa. Independentemente das definições que aceitamos sobre "o real", parece-nos que se trata de uma grande esfera de realidades, dispostas *em diferentes zonas* com diversas direções de movimento, que se cercam, se aproximam, se tocam, se trespassam, se separam, dentro dessa mesma esfera.

Cada um tem sua *própria* impressão da *realidade*, e todas são discutíveis. Não existe quem tenha a verdade na mão. Em todo caso, "a verdade" é um *processo* dinâmico, parecido com um filme sem fim, e não uma fotografia fixa do mundo. Todas as descrições são limitadas e parciais.

A parcialidade permite que apareçam versões distintas do que é "real". É claro *que* **contribuímos para construir ao menos alguma parte da realidade**, sobretudo no terreno da interpretação da mesma, isto é, no que chamamos **realidade interna**. Isto é relevante para os fins deste livro, já que, se *mudamos* com inteligência e bom humor a forma como interpretamos a realidade, portas se abrem para nós e nós *aprendemos*.

Assim, é possível eleger entre **mais de uma versão da realidade** e, dessa forma, ir modificando ou resolvendo as emoções associadas com a realidade exterior, **ainda que não possamos conhecer "a verdadeira". As versões não podem ser livres, têm que se ajustar à realidade externa que é imutável de certa maneira.**

Tenta-se *harmonizar* o que acontece *fora e* o que estou vivendo *dentro* de mim, com relação ao que acontece fora. **A construção da realidade não é magia, é acordo** e os acordos entre o interno-pessoal-emotivo e o externo-social-racional devem ser úteis para podermos nos adaptar à vida prática.

Lamentavelmente, não nos ensinam a fazer esses acordos entre o pessoal e o social, já que estamos mais fortemente determinados pela realidade externa-social-racional. Ao ir *crescendo*, ensinam-nos *por etapas* o que essa realidade, construída pela sociedade e a família, espera de nós, o que nos cabe fazer em cada etapa.

Por exemplo, aos cinco anos deve-se estar no jardim, mostrar certa independência e ser mais ou menos auto-suficiente para comer. Aos dez anos, deve-se começar a se preparar para se converter em adolescente. Aos quinze, ser um adolescente com os traços próprios dessa etapa, mostrar certa rebeldia, busca pessoal e *mais* clara a independência. Aos vinte, estar avançado nos estudos, trabalhar, ser *completamente* independente no emocional e talvez no econômico. Aos vinte e cinco, ter namorada formal, mais dinheiro e planos. Aos trinta, estar casado, ter um filho, ou ao menos um a caminho. Aos trinta e cinco, estar progredindo no econômico, com uma relação de casal estável. Aos quarenta, estar em uma posição sólida financeira e de trabalho, ter problemas de casal, ver pouco os filhos e ter uma amante ou "divertir-se". Aos quarenta e cinco, continuar como nos quarenta, mas mais convencido de "ter triunfado". Aos cinqüenta, começar a envelhecer prematuramente e, se for possível, ter um enfarto.

Passamos a vida cumprindo o de fora e nos esquecendo de negociar verdadeiramente *de dentro* de nós mesmos. Ajustar acordos entre as duas realidades nos abre a porta para sairmos do canto onde nos metemos, por vontade própria. Cantinho que parecia confortável e depois se tornou infernal. Todos podemos, em cada etapa da vida, harmonizar *saudavelmente* o interno-pessoal-emotivo com o externo-social-racional, sem que importe a idade, vendo o hoje e cuidando do amanhã.

Todos **temos direito de visitar continuamente ambas as realidades**, fazer uma síntese pessoal que vai variando com as experiências e, assim, ir crescendo, *desfrutando* e *aprendendo a caminhar* saudavelmente na vida. A seguir, comentamos algumas das muitas formas disponíveis de colaborar *para construir a realidade.*

Você, como todo mundo, constrói essa realidade, às vezes, *em* algumas *coisas concretas*. Por exemplo, este livro foi construído trabalhando em equipe. Em outras ocasiões, a realidade é imutável, por exemplo: para que possa ler este livro, é necessário que ele exista do lado de fora.

Nossa interpretação individual do mundo é uma forma de construir a realidade, sempre de maneira subjetiva e mudando ou reafirmando-se com as experiências. Cada pessoa tem uma impressão do que é real, de acordo com seu próprio estilo de ver o mundo e esse olhar também vai mudando ou reafirmando-se com as experiências.

Suponhamos que duas pessoas vivam em lugares distintos, se conheçam em uma exposição diante de uma pintura que representa um bosque no verão. Uma delas opina que a cor verde parece muito "real", isso quer dizer que a vê muito parecida ao que viu na natureza; o outro observador pode dizer que lhe parece "artificial", porque em sua experiência não viu esses tons de verde nos bosques. Se ambos os observadores continuarem vendo os mesmos bosques que conhecem, continuarão pensando e sentindo de maneira similar a respeito dessa pintura.

Entretanto, se cada um visitar a localidade do outro, eles se surpreenderão descobrindo novos tons de verde e de outras cores, além de compreender o que cada um queria dizer no princípio, quando se conheceram vendo a pintura. Sua visão de mundo se ampliou.

Agora, podem incluir em seu *conhecimento pessoal* que uma só experiência não é *a* verdade absoluta, que a *realidade* não é única e que é subjetiva, já que depende *de* nossos *pensamentos*, *emoções* e *experiências*. Esses amigos, através de seu *encontro*, modificaram sua *realidade interior*, aumentaram sua capacidade para se relacionar com a realidade exterior e com os demais. Cada experiência modifica nossa realidade interior *e*, em conseqüência, a forma como nos relacionamos com a *realidade exterior*.

Exercício 8

Eu *aprendo* a partir da divergência com os outros

Como no exemplo anterior, você pode aprender a partir dos pontos de vista de outras pessoas, ainda que não esteja de acordo com sua forma de ver a vida.

A - **Seleciono minha divergência**

Pense cuidadosamente sobre suas divergências em geral, desde aquelas que tem com pessoas próximas até as que tem com pessoas menos chegadas. Escolha alguma que queira resolver ou simplesmente olhar de uma maneira nova.

B - **Escrevo os aspectos de maior divergência**

A seguir, escreva em uma folha, de maneira simples e em não mais de dez linhas, como é sua divergência.

C - **Sinto minhas emoções e sensações da divergência**

Leia algumas vezes, lentamente, o que escreveu e observe que emoções e sensações aparecem em você. Com os olhos fechados ou abertos, observe como em sua imaginação surge uma representação disso que está sentindo. Pode ser que apareça muito claramente qual é a relação entre o que escreveu e o que imagina, ou que aparentemente não exista relação. Inclusive, pode aparecer só uma escuridão ou um nada. Simplesmente observe, porque o que aparece primeiro é a representação de suas emoções e sensações da divergência.

D - ***Digiro minha divergência***

Agora repita mentalmente, lentamente, sílaba por sílaba, três vezes:

Mi-nha res-pi-ra-ção es-tá di-ge-ri-ndo mi-nha di-ver-gên-cia sau-da-vel-men-te e a-pren-den-do *pro-te-gi-da-men-te*

E - **Percebo que começa a mudança**

Preste atenção como aparece uma mudança. Pode ser mínima ou aparentemente ilógica. Pode ser uma simples modificação de suas sensações ou emoções ante isso que estava em sua imaginação. Pode ser o surgimento de uma idéia diferente ou uma *nova reflexão* sobre você mesmo(a). O que importa é que, a esse primeiro passo, siga um processo de progresso saudável, que continua com sua respiração ininterruptamente, em seu ritmo próprio, ensinando-lhe a aprender com a divergência. A única coisa que isto pode lhe trazer é *bem-estar saudável,* que desenvolve em *harmonia* consigo mesmo(a) e com os e as demais. Uma vez que tenha aparecido a mudança, respire profundamente para dar por terminado o exercício.

Outra forma em que construímos a realidade é a partir do que temos aprendido que é aceitável. Isto tem por trás uma explicação do que cabe no mundo e o que não cabe, o que vale pensar e dizer e o que não vale. Esta forma de conceber a vida é dada pela cultura, o momento histórico e as interações sociais. Tem dois níveis: um social, que é o acordo do grupo em que vivemos, e outro pessoal, ou seja, a crítica individual que cada um de nós faz sobre o que nossa sociedade, em sua maioria, decide sobre como é ou deve ser o mundo.

Por exemplo, atualmente se considera que ser esbelto é uma condição de beleza física e os rapazes que nasceram na década de setenta preferem as mulheres magras: aprenderam a vê-las bonitas. As moças de sua idade valorizam como atraentes os esbeltos. Isto é um valor social e o não ter isso diminui o nível de prestígio. Para Jorge, ao contrário, as magras de hoje são muito distantes em atrativo às dos anos cinqüenta, quando para ser bonita era necessário estar "cheinha". Ele continua, subjetivamente, preferindo esse aspecto de mulheres que, do ponto de vista médico atual, passavam, pelo menos, uns 10kg do peso ideal.

Aqui, a "realidade" tem dois níveis: o médico-cultural e o subjetivo. Jorge aceita que é melhor estar magro, mas, para ele, isso não faz "belas" as mulheres em peso ideal. Finalmente, a aprendizagem do belo, de acordo com a cultura, tem feito um condicionamento em dois sentidos distintos, e nenhum é o verdadeiro ou o *melhor*. Ambos têm seu nível de realidade e prazer. Ambas as formas de beleza, esbelta ou gorda, estão relacionadas com a mesma essência, já que mesmo que sejam percebidas como diferentes tipos de mulheres, o cérebro, como órgão, as registra como "bonitas" com a mesma área.

A interpretação final depende do socialmente aceito. Em nossos dias, não vale gostar das gordas e, nos anos cinqüenta, as delgadas não eram desejáveis. A realidade interna da beleza foi submetida à interpretação da realidade externa, isto é, à idéia social da "beleza".

Entretanto, isto não tem que ser fixo; como tudo, pode ser flexível. Se Jorge não encontrasse mulheres "gordinhas", começaria a ver como muito atraentes as delgadas, já que a parte de seu cérebro que interpreta a beleza *continua sendo* a mesma que a dos rapazes jovens. Uma experiência nova ampliaria sua capacidade de admirar, levando-o a desfrutar, em lugar de um, dois tipos de beleza.

EXERCÍCIO 9
Eu *aprendo* a desfrutar mais opções

Este exercício lhe ajudará a descobrir mais oportunidades de desfrutar.

A - **Lembro-me de coisas que gosto**
Em um lugar confortável, ou antes de dormir, lembre-se, mentalmente, da lista de coisas que você gosta na vida e escolha, cuidadosamente, duas para trabalhar com elas.

B - **Aproveito momentos de *prazer***
Deixe que sua memória lhe traga momentos agradáveis em que tivesse desfrutado estas duas coisas. Deixe que sua imaginação passe de uma lembrança a outra e volte. Aproveite esses momentos, detalhadamente, sem muito esforço.

C - **Reconheço a representação de meu prazer**

Agora, com os olhos fechados ou abertos, *observe bem* que sensações agradáveis apareceram e deixe que se juntem em seu interior, em alguma coisa que seja a representação dessa *capacidade* que você tem de *desfrutar* a vida cada vez mais. Essa representação pode ser qualquer coisa, desde uma nova imagem ou sensação prazerosa até uma *serenidade agradável.* Sinta bem tudo isso e quando quiser terminar o exercício, respire profundamente.

As metas também são uma forma inconsciente de construir *realidades*. Para viver *saudavelmente precisamos* de metas. Nós, seres humanos, temos capacidades similares, aprendemos a usá-las de maneira parecida. Uns alcançam as metas, outros não.

Certamente existem muitos fatores que interferem no fato de se alcançar metas. A convicção é um fator determinante para se conseguir. É mais fácil se obter o desejado, se alguém se empenha em *alcançar* uma meta, age *consistentemente* para conseguir seu intento, além de se permitir sonhar acordado ou dormindo com essa meta. As decisões práticas são determinadas pelo lado esquerdo do cérebro, a fantasia é um trabalho do lado direito. Estimulando ambas as partes, trabalhamos com o cérebro completo e nossas *idéias se unem* a *emoções* propiciando o *êxito*. Combinamos uma disposição consciente e outra inconsciente, o que duplica nossas possibilidades. Muitas pessoas constroem assim seu futuro *de* bem-estar e *saúde*, com um *equilíbrio* bem feito, já que só fazer ou só sonhar não são suficientes. Neste momento, manter uma *postura esportiva* é fundamental: valorizar onde se conseguiu chegar, levando-se em conta onde começou, competindo consigo mesmo(a). Para sistematizar sua forma de sonhar acordado, e para que apóie a sua chegada às metas, faça o seguinte exercício.

EXERCÍCIO 10
Eu aprendo a *ensaiar meu futuro*

Se nos perguntassem qual é a manobra auto-hipnótica que traz o maior número de mudanças, diríamos que *é* esta. Alcançar metas provoca mudanças internas que nos levam a redefinir emoções fundamentais, tais como: a *auto-estima* e a consciência de sua capacidade de êxito. Com isso resolvido, já é possível se orientar e alcançar seus *objetivos de vida.* Alcançando metas, desenvolvemos ***círculos viciosos de bem-estar.***

A - **Seleciono uma meta de bem-estar saudável**

Assim como os exercícios anteriores, este pode ser feito durante o dia ou antes de dormir. Pense em uma meta que tenha na vida, escolha uma saudável, de bem-estar e harmonia. É a única maneira desse exercício funcionar.

B - **Entro, protegidamente, em transe hipnótico**

Com os olhos fechados, mova seu olhar para suas sobrancelhas como se quisesse olhar sua fronte. Nessa posição, respire profundamente. Ao terminar de soltar o ar, volte o olho para a posição *natural* e siga *respirando* normalmente, em seu próprio ritmo, com os olhos abertos ou fechados.

C - **Construo minha meta a meu modo**

Solte sua imaginação dando o primeiro passo, *recordando essa meta* que deseja alcançar. Pode aparecer de uma maneira muito concreta uma cena *prazerosa* onde você já esteja *se sentindo, estando e sendo* como você quer estar e ser, *saudavelmente, desfrutando, aprendendo,* nessa cena, *em harmonia* consigo mesmo(a) e com os e as demais. Também pode aparecer algo abstrato em sua imaginação, ou simplesmente sensações agradáveis ou uma serenidade prazerosa. *Observe bem* como é essa construção pessoal de sua meta, por mais abstrata ou concreta que possa parecer. Deixe que sua mente leve você, *protegidamente*, para onde quiser levar. A única coisa que pode acontecer é que você siga seu próprio caminho, saudavelmente, *ativando* inconscientemente seus recursos de *bem-estar saudável.* O exercício é igualmente eficaz se aparece uma cena ou seus equivalentes. Desfrute quanto tempo *queira* e, para terminar, respire profundamente.

Não temos, nem podemos ter certeza de qual é a verdadeira realidade. O que sabemos, sem dúvida, é que *construímos uma realidade emocional e vivencial com* nossas ações conscientes e inconscientes. Cada um pode fazer de sua vida um paraíso ou um inferno, não por suas *aptidões*, mas por suas *atitudes*.

Não se trata de uma questão de negar o que se considera indesejável, ou de se tornar egoísta ou não encarar os problemas, pelo contrário. Trata-se de aprender a usar *todos esses elementos* como fatores *de* crescimento. Crescer, às vezes, pode ser doído, mas sempre se desfruta o crescimento. *Caminhar* pela vida é diferente de andar. Uma pessoa anda quando está carente de metas, de uma explicação sobre o mundo, de uma filosofia própria de vida. **Caminhar implica em ter metas, aproveitar o caminho, compartilhando em harmonia, saudavelmente.**

Esta é uma *forma de* construir *sua* própria *vida*. Geralmente, parece que os problemas são motivos de sofrimento, quando podem ser motivos de crescimento. Na vida, há *um grande número de soluções* possíveis para cada situação e podemos escolher quais combinam mais com nosso estilo individual, sem que nos esqueçamos das outras pessoas. Se nos preparamos para construir *conscientemente* nossas metas, fica cada vez mais fácil.

EXERCÍCIO 11

Eu aprendo que as coisas não são o que parecem

Mais do que apenas aceitar ou construir a realidade, aproximamo-nos dela de maneira pessoal, e cada qual a seu ritmo. Essas diferentes maneiras de se encarar a realidade são também *recursos*, talvez não *reconhecidos por todos*. Freqüentemente, as coisas não são como parecem ser.

A - **Repasso um fato de minha vida diária**
Escolha uma situação problemática de sua vida. Usando papel e lápis, escreva o *desenvolvimento* do problema, utilizando no máximo um lado da folha de papel.

B - **Seleciono os personagens da história**
Depois, leia o que você escreveu e decida quem são os vilões, quem são as vítimas e quem são os juizes, ou seja, aqueles que mantêm uma posição neutra.

C - **Os personagens de minha história aprendem**

Agora, escreva a mesma história três vezes resumidamente. Na primeira, dando razão ao vilão, ou vilões; na segunda, dando razão à vítima, ou vítimas; na terceira, como se fosse o juiz que mostra tanto ao vilão quanto à vítima a necessidade de se modificar atitudes e ações concretas em sua vida. No fundo, *sabemos* que *ninguém* é *vítima nem vilão,* somos *todos* seres *humanos.*

Você se surpreenderá com a quantidade de *soluções sensatas* que *aparecem* para seus problemas, e se surpreenderá ainda mais quando as experimentar *harmoniosamente* e de forma espontânea e inesperada, inclusive *desfrutando resolver* conflitos.

Ao ler este livro, você *tem aprendido* várias maneiras de se colocar em *contato consigo mesmo(a),* com seu corpo, suas emoções, suas feridas, suas cicatrizes *e suas realidades.* Agora vamos entrar *protegidamente* na zona dos sonhos.

Sonhando dormindo ou acordados, os sonhos são *realidades internas*, com uma *lógica diferente* da *externa*. Um sonho é informação que vem de dentro e nos fala de nós mesmos. Existem várias formas de interpretá-los, cada uma nos abre uma porta para um novo panorama. Aqui, *novamente*, ninguém tem a explicação verdadeira e *diferentes pontos* de vista *se complementam*.

Com muita freqüência, os projetos que *tornamos realidade* começam no lado direito do cérebro, *com* a *imaginação* e a *fantasia,* sonhando acordados. Estes planos se conectam *com* o lado esquerdo, que toma *decisões e ações concretas*, para construir no exterior o que sonhamos. Toda pessoa, pelo menos uma vez, transformou seu sonho ou pesadelo em realidade, ainda que não saiba exatamente como o fez. Seria absurdo querer que exista uma fórmula precisa geral. *Cada pessoa* tem que pegar, à *sua maneira* e no *seu tempo,* esses ingredientes anteriormente mencionados, para construir sua própria fórmula: **convicção** de atingir uma meta, **ações concretas** para alcançá-la e **sonhar** *acordado* e dormindo com essa meta. É indispensável treinar o manejo desses três ingredientes e misturá-los em um cimento de **atitude saudável, esportiva, respeitosa** consigo mesmo(a) e com os e as demais.

Um outro elemento, tão essencial como os anteriores, é a ***constância.*** Às vezes, é difícil continuar pensando, atuando, imaginando e supervisionando o processo de progresso em direção à meta. Mas temos boas notícias para você: a auto-hipnose lhe ensina a manejar elementos e funções constantes, de seu corpo, para que as utilize para recordar, recriar e construir de maneira constante o ambiente mental necessário, tanto inconsciente quanto consciente, *para* alcançar o *êxito na meta* proposta.

De todas as funções existentes no corpo humano, a respiração talvez seja a mais notável. É vital, constante, automática, individual. É algo assim como uma impressão digital *de vida.* Tudo aquilo que *associamos psicologicamente* com *a respiração*, de uma maneira *natural*, tende a um *equilíbrio* de *saúde e bem-estar* porque a respiração nos mantém vivos. A *respiração*, além de sua *função digestiva*, pode ser *treinada* para apoiar a construção da realidade.

Se sonhamos acordados com coisas bonitas, conseguiremos coisas bonitas; se sonhamos com coisas terríveis, conseguiremos coisas terríveis, porque sonhar acordado é *uma tarefa que* nos leva *inconscientemente* a fazer o que for necessário para alcançarmos a meta proposta, tanto se *for construtiva* quanto *se for* destrutiva. Se alguém sonha em *ter boas relações com* sua *família,* desenvolve um *sentido de reflexão* que faz com que essa pessoa modifique o que for necessário em si mesma, ou que procure ajuda profissional em psicoterapia, caso não alcance suas metas. Do mesmo modo, se alguém sonha que um dia sofrerá um ataque do coração, faz o que for necessário para que isso aconteça: fuma, consome gordura animal, excesso de sal, fica tenso e, finalmente, chega o dia do tão esperado ataque. **Criamos o futuro antecipadamente mesmo sem nos dar conta disso.** E é por isso que sugerimos que olhe *para onde* aponta *sua vida*, para saber o que fazer caso queira mudar o rumo.

EXERCÍCIO 12

Eu aprendo a alcançar minhas metas *sonhando saudavelmente*

Lembre-se que para alcançar uma meta se mistura: convicção, ações concretas e ***sonhar*** *acordado* e dormindo com essa meta. Além de se ter uma postura saudável, esportiva, respeitosa e constante. Este exercício ensinará você a ir harmonizando esses elementos e ações.

A - **Selecione uma meta de bem-estar *saudável***

Pense em uma meta que você tenha na vida e que ainda não tenha alcançado. Escolha uma saudável, de bem-estar e harmonia. É a única forma em que esse *exercício funciona*. Antes de dormir, escolha um lugar confortável e escreva, em não mais que meia folha de papel, um resumo do que você já fez para alcançar essa meta e, em sua opinião, porque ainda não a alcançou.

B - **Reescrevo a história e a modifico a partir de uma nova lógica**

Na outra metade da folha copie o que escreveu anteriormente. Faça isso lentamente e com muita concentração. Deixe que, em algum momento, enquanto copia, sua imaginação "meta a colher" e modifique a história com uma nova lógica, se for algo absurdo ou ilógico, tanto *melhor*.

C - **Dou um final feliz para a história e vou dormir**

Continue escrevendo essa história modificada, com essa nova lógica, absurda ou ilógica, e dê a ela um final feliz. Termine no mesmo lado da folha onde começou a escrever. Não vá para o outro lado. Agora vá dormir o mais rápido possível. Talvez você sonhe, talvez não, mas quando acordar notará que se sente melhor. Você vai se surpreender, em sua vida diária, *aproximando-se saudavelmente de sua meta.*

Pode acontecer de, quando acordamos, percebermos que tivemos um *sonho prazeroso* ou um sonho desagradável. Um sonho ruim é um sinal, indica que existem pendências a serem resolvidas, é uma oportunidade para se *olhar para o interior protegidamente* e refletir. Os pesadelos também são importantes, tendo em vista que o sonho é um processo digestivo da realidade e o pesadelo é uma indigestão que nos dá oportunidade de *resolvermos pendências* emocionais, se as trabalharmos. Todos temos sonhos que gostaríamos que tivessem sido diferentes. É possível corrigi-los mediante o seguinte exercício.

Exercício 13
Eu aprendo a reconstruir meus sonhos *saudavelmente*

Use esse exercício nos sonhos que deseja reconstruir, isto é, torná-los saudáveis e *de bem-estar*. Também pode servir para resolver pesadelos, essas indigestões de informação emocional que podem ser resolvidas e aproveitadas como *experiência*.

A - **Seleciono um sonho que desejo reconstruir saudavelmente**

Lembre-se de um sonho ruim e que queira reconstruir. Antes de dormir, escolha um lugar confortável e escreva, em não mais que meia folha de papel, um resumo do sonho. Ao terminar, marque o ponto final com bastante força.

B - **Reescrevo o sonho e o modifico com uma nova lógica**

Sem parar para pensar e sem tirar o lápis do papel, copie na segunda metade da folha o que escreveu na primeira. Faça isso lentamente e com muita concentração. Deixe que, em algum momento, sua imaginação "meta a colher" e modifique o sonho com uma nova lógica. Se for algo absurdo ou ilógico, tanto *melhor*.

C - **Dou um final feliz ao meu sonho e vou dormir**

Continue escrevendo esse sonho modificado, com essa nova lógica, absurda ou ilógica, e assegure-se que desta vez tenha um final saudável, *harmonioso* e feliz. Termine no mesmo lado da folha onde começou a escrever. Não vá para o outro lado. Agora vá dormir o mais rápido possível. Talvez você sonhe, talvez não, mas notará como dorme *prazerosamente* e, ao acordar, se sentirá muito melhor porque já modificou o sonho que antes o perturbava.

V

Eu Aprendo a Utilizar Minhas Qualidades e Meus Defeitos

Alguma vez você já parou para pensar se os defeitos que você vê em seus amigos, em seus pais, em seu companheiro, são realmente tão ruins e se as qualidades que você vê em você mesmo e nos outros são realmente tão boas?

Como sabemos que este tanto é *o bom* e que aquele tanto é *o mau*? É bom para quem e mau para quem? As pessoas que são muito organizadas em suas coisas, freqüentemente se sentem incomodadas com aqueles que não fazem o mesmo, e têm dificuldade em se divertir em ambientes desorganizados. Neste caso, ser organizado pode ser bom em algumas circunstâncias mas ruim em outras e pode chegar a ser incômodo ou péssimo para os que estão ao redor.

Assim, há algo de ruim *no bom*. Quando as "qualidades" são extremas, podem nos limitar ou perturbar os outros. Haverá alguma coisa boa *no ruim*? Podemos pensar que fulano tem o defeito de falar gritando, mas gritar pode ser útil para exigir nossos direitos e evitar que abusem de nós. Gritar deixa de ser defeito e se transforma em qualidade quando *podemos regular o volume e utilizá-lo* apenas em situações adequadas. Os defeitos são defeitos quando só sabemos agir assim. Se só sabemos falar gritando, temos um defeito, mas, se algumas vezes gritamos, outras ponderamos, e outras ficamos calados ou vamos embora, deixa de ser um defeito. O mesmo acontece com as qualidades, que são *como* água para as plantas. Se recebem a quantidade certa de água, crescem bem, mas se a terra fica encharcada, a planta apodrece. As qualidades se tornam defeitos se só sabemos agir assim. A organização é muito útil e continua sendo *qualidade* se o organizado consegue desfrutar a presença dos amigos em um local um pouco bagunçado, ou se não acontece a ele o que acontecia com Tere quando decidiu que queria se sentar para tomar café da manhã com a cozinha já toda arrumada. Colocava a mesa antes de seu marido e seus filhos chegarem e começava a preparar as frutas e os ovos. Tinha que deixar cada coisa que usava limpa ou no seu devido lugar antes de fazer outra coisa: lavar ou pelo menos enxaguar a faca que usava para a fruta ou o presunto, passar um pano se caísse um pouco de suco na mesa, jogar as cascas dos ovos no lixo e limpar onde as havia deixado se tivesse ali umas gotas de clara; voltar com o presunto para a geladeira, enxaguar o prato onde havia batido os ovos e também a frigideira; enfim, quando sentava para o café, a comida já estava fria e todos já haviam terminado. Tomava o café da manhã sozinha, mas certamente com a cozinha *perfeitamente* arrumada.

Mais tarde, Tere aprendeu a ser um pouco desorganizada: a deixar os pratos sujos dentro da pia até ter vontade de lavá-los ou alguém lavá-los, a não estender as camas aos domingos e, ainda que alguns pensem que não, ela *desfruta* mais seu tempo e o que faz.

Os defeitos e as qualidades são como as duas faces de uma mesma moeda. Os defeitos se transformam em qualidades quando podemos regular seu volume, quando os usamos apenas em momentos adequados e sabemos agir de outra maneira o resto do tempo. **O problema é não ter opções**. O problema está em gritar por qualquer coisa, ou nunca levantar a voz, ou ponderar sem parar, até com quem não consegue entender, ou ser organizado ou desordenado o tempo todo. E não se trata de chegar ao meio-termo, como nos diziam quando éramos pequenos, pelo menos para nós, porque haverá ocasiões em que será necessário gritar muito para se conseguir o que se quer; há situações que exigem perfeccionismo e limpeza exagerados, como quando se trabalha em laboratórios com material radioativo. Trata-se de se ter *opções diferentes,* **quanto mais melhor**. Saber gritar, calar-se, ponderar, gesticular. Poder deixar a cozinha perfeitamente limpa às vezes e, inclusive a casa toda, e outras vezes os pratos sujos na pia, ou as camas sem fazer.

Convidamos você a fazer os seguintes exercícios para aprender a aproveitar melhor seus defeitos.

EXERCÍCIO 14
Eu transformo meus *defeitos* em qualidades

Já pensou, alguma vez, que quanto mais defeitos você tem, mais *qualidades em potencial* tem? Que tal praticar regular sua quantidade e utilizá-las no momento adequado?

A - **Descubro meus defeitos**

Faça uma lista de seus defeitos. Quanto mais, melhor. Lembre-se que cada um também é uma qualidade e ponto de partida para aprender a funcionar com várias opções.

Já fez sua lista?

B - **Vejo-os como qualidades**

Revise cada um de seus defeitos. Pense em quais situações de sua vida serviram como qualidade ou poderiam funcionar assim.

C - **Transformo meus defeitos em qualidades**

Quando terminar de revisá-los, lembre-se de uma ocasião em que um desses "defeitos" fez você se sentir bem ou conseguir o que queria. Vamos trabalhar com essa lembrança e, caso não consiga se lembrar de nenhuma, invente uma situação onde isso que, *antes* acreditava ser *defeito*, *agora* é uma *qualidade*. Imagine esse momento que você está recordando ou inventando, com todos os detalhes: observe que hora do dia ou da noite é e, de acordo com isso, a luminosidade ou a escuridão, escute os barulhos ou o silêncio nesse lugar, observe em que posição está seu corpo e como se move, se está sozinho ou acompanhado. Aí onde está, sinta sua respiração detalhadamente, como já sabe fazer, essa respiração que se ocupa, sem que você faça nada, de arrumar o que seja necessário arrumar para que, o que *antes* era *defeito, agora* seja uma *qualidade.* Observe como isso, que antes lhe criticavam ou que não gostavam em você, lhe é útil nessa situação. Observe como você está *aprendendo, protegidamente,* a utilizar*, saudavelmente e desfrutando,* o que antes lhe causava problemas. Fique aí um pouco vivendo essa situação e, caso apareça outra cena, outro momento quando esse ou outro defeito de sua lista apareça como qualidade, observe e desfrute também, *aprendendo* a utilizar *saudavelmente, protegidamente,* isso que *antes* eram *defeitos.*

E assim, como acaba de fazer, pode repetir esse exercício com todos os seus ex-defeitos, quer dizer, suas *novas qualidades*, uma a uma.

Mas você pode ainda tirar mais proveito, aprendendo a *digeri-los*, com o próximo exercício.

Exercício 15
Eu digiro os maus usos de meus defeitos

Lembra-se de quando falamos do poder digestivo da respiração? Foi na páginas 38 e 39. Se não se lembra, dê uma revisada antes de seguir.

A - **Preparo a digestão**

Escreva em um papel a seguinte frase:
MI-NHA RES-PI-RA-ÇÃO O DI-GE-RE SAU-DA-VEL-MEN-TE DES-FRU-TAN-DO PRO-TE-GI-DA-MEN-TE.
Está escrita para ser lida sílaba por sílaba.
Pegue com uma mão a lista de seus "defeitos" e com a outra a frase que acabou de escrever.

B - **Digiro meus defeitos**

Leia, em silêncio ou em voz alta, a lista de seus "defeitos" e deixe que venha à sua mente a lembrança de um momento em que algum desses "defeitos" atrapalhou sua vida, aborrecendo você ou outros. Quando já tiver feito isso, recorde-o como em um filme, que você sabe que desta vez vai acabar *bem*, onde aparece esse momento problemático. Pode ser que veja o filme ou que só fique lembrando. E, enquanto está observando *confortavelmente*, *protegidamente*, esse filme que desta vez *acaba bem*, sinta sua respiração, leia sílaba por sílaba a frase que acaba de escrever e observe como, à medida em que as lê, e mesmo depois, sua respiração vai *digerindo saudavelmente* essa lembrança. E ao digeri-la, você *se nutre* com tudo de bom que há ali, com tudo isso que ajuda você a crescer, *aprendendo automaticamente* tudo que pode aprender desse momento e, ao mesmo tempo, *joga fora* isso que, se ficasse dentro, traria problemas, *isso* que *atrapalha* você a continuar crescendo.

C - **Constato que estou digerindo**

E você percebe como o *está digerindo* porque já pode se lembrar do filme *com tranqüilidade,* como algo que *já passou,* ou porque *está se* apagando, ou diluindo, ou desaparecendo, ou talvez esteja se *transformando* em outro filme onde você se descobre fazendo coisas saudáveis e diferentes das que fazia antes. Ou talvez sinta em seu corpo sensações que são sinal de boa digestão.

Lembre-se que tanto nesse quanto nos outros exercícios, podem aparecer ou não imagens visuais, e isso não importa, o que importa é ter a lembrança, sentir a respiração, ler a frase e deixar que seja digerida *automaticamente*. Pouco a pouco, vai *aprendendo* a perceber este processo.

Como dissemos antes, as "qualidades" em excesso se transformam em defeitos. A mãe preocupada em ser boa mãe e boa dona de casa passa o dia limpando a casa, cozinhando coisas especiais, tricotando suéteres para a família toda, colocando flores, organizando armários. Ou o pai que por querer ser o orgulho de seus filhos sai do trabalho e vai estudar, ou faz hora-extra no serviço para dar a eles um melhor nível econômico. Talvez, essa mãe e esse pai não tenham tempo para conviver com seus filhos, brincar com eles, conversar sobre o que está acontecendo com eles, tocá-los, acariciá-los ou, pelo menos, fazer tudo isso de bom humor, porque é bem provável que durante o dia estejam pressionados e cansados. E talvez todos, pais e filhos, estivessem mais contentes, harmonizando a limpeza e o dinheiro com a proximidade e o bom humor. Dizem que falar é fácil, mas fazer é difícil, mas com estes exercícios você mesmo se espantará ao perceber como vai conseguindo.

EXERCÍCIO 16
Eu digiro minhas qualidades

Vamos trabalhar agora com o excesso de qualidades para que não aconteça como com a água que afoga as plantas na lama. Podemos aprender a manter suas vantagens, tirando as desvantagens, como quando alguém tira o excesso de perfeição que *antes* usava como uma *máscara* e *agora* se mostra *tal qual é,* mas *renovado.*

A - **Descubro minhas qualidades**
Faça uma lista de suas qualidades.

B - **Preparo a digestão**
Com uma mão pegue a lista de suas "qualidades" e com a outra a frase que usou *no exercício* anterior.

C - **Digiro minhas qualidades**

Leia, em silêncio ou em voz alta, a lista de suas "qualidades" e deixe que venha a sua mente a lembrança de uma ocasião em que o excesso de alguma delas atrapalhou sua vida, aborrecendo você ou outros. Quando estiver nesse ponto, lembre-se dessa ocasião, onde aparece esse momento problemático como um filme, que você sabe que desta vez acaba *bem*. Pode ser que você veja o filme ou apenas se lembre dele. E, enquanto observa *confortavelmente, protegidamente* esse filme que *acaba bem,* sinta sua respiração, leia sílaba por sílaba a frase que está em sua outra mão e observe como, à medida que as lê, e mesmo depois, sua respiração vai *digerindo saudavelmente* o excesso de qualidade que há nessa lembrança. E, ao digeri-lo, *você se nutre com* tudo de *bom* que há aí, com tudo isso que serve para seu crescimento, *aprendendo automaticamente* tudo que possa aprender desse momento e, ao mesmo tempo, jogue fora o que está em excesso e que, se continuasse dentro, atrapalharia a continuar crescendo.

D - Constato que estou digerindo

E, novamente, você se dá conta de como o *está digerindo*, porque pode se lembrar do filme com tranqüilidade, como algo que *já passou* ou porque *está se apagando, ou diluindo,* ou desaparecendo, ou talvez se *transformando* em um outro filme no qual você se *descobre* fazendo *coisas saudáveis* e diferentes das que fazia antes. Ou talvez sinta em seu corpo sensações que são sinal de uma boa digestão.

Lembre-se, outra vez, que imagens visuais podem aparecer ou não, e isso não importa, o que importa é ter a lembrança, sentir a respiração, ler a frase e deixar que vá *digerindo automaticamente* o que tem que digerir.

Você está *aprendendo* a se dar conta desse processo.

EXERCÍCIO 17
Minhas qualidades e meus defeitos dialogando

Como dizíamos a pouco, trata-se de ir aprendendo a ter *mais opções em* cada situação, de que seus *ex-defeitos* intercambiem e colaborem com suas qualidades, já livres do excesso que antes as atrapalhavam. Para isso, vamos fazer este exercício.

A - Evoco minhas qualidades e meus defeitos

Com os olhos fechados ou abertos, imagine suas qualidades e seus defeitos como duas faces de uma mesma moeda, como luz e escuridão, como branco e preto, como duas cores, ou de qualquer maneira que você queira representá-las.

B - Minhas qualidades e meus defeitos *colaboram* entre si.

Observe como, *protegidamente, automaticamente,* sua respiração está fazendo com que se comuniquem uns com os outros e assim, primeiro se olham e se conhecem, se reconhecem, depois dialogam, aprendem uns com os outros e colaboram *protegidamente* para seu *bem-estar saudável,* construindo formas novas e diferentes de estar bem, *em harmonia* consigo mesmo(a) e com os demais. Fique aí por um instante e, quando quiser, abra os olhos para terminar o exercício.

Por último, queremos dizer que, *ainda que termine* formalmente o exercício, e inclusive feche este livro, dentro de você, seu cérebro direito e sua respiração *continuam digerindo* seus *defeitos* e o excesso de suas *qualidades,* aprendendo a utilizá-los *saudavelmente* de formas novas e diferentes e *construindo automaticamente, protegidamente, a colaboração* entre eles.

VI
Eu Descubro Quem Sou Eu e Aprendo a Usar Bem Meus Disfarces

Alguma vez você já se perguntou por que há momentos em que você se sente mal, contrariado com a vida?

Quando não estamos *fazendo* o que gostamos de fazer, quase sempre nos sentimos mal, arrastando os pés, sem ânimo. E, às vezes, estamos tão acostumados a viver como "deve ser", como nos cabe ou como acreditamos que "não há outro jeito", que nem sequer nos ocorre perguntar a nós mesmos se é isso que queremos. Damos como certo que há coisas que "não são para nós" ou que "tem que ser assim", que "não há mais remédio". De acordo com o que aprendemos, a boa mãe deve cuidar de seus filhos pequenos todo o dia, brincar com eles, falar sem gritar, não deve deixá-los com a empregada, e assim deve agir, ainda que em alguns momentos deseje gritar, dar uma palmada, trancar-se para ler ou ir tomar café com as amigas. Muitas mulheres agem de acordo com o papel da boa mãe *nessa* peça teatral que, em momentos, é a *vida,* quando atuamos com base em convenções, roteiros ou livretos que correspondem aos personagens que representamos: a boa mãe, o homem honrado, a mulher decente, o ou a profissional de sucesso, o tímido, a ovelha negra da família, o artista, o orgulho dos pais, etc.

A mulher do exemplo se esforça ao máximo para seguir ao pé da letra o papel da boa mãe além, é claro, de muitos outros: a boa esposa, a boa filha, a boa dona de casa. E para conseguir isso, esconde parte de seus sentimentos, esforça-se para ir contra o que gostaria e precisaria. É como se usasse uma fantasia e não se pudesse ver totalmente quem ela é. Sente-se mal e esses sentimentos escondidos aparecem de alguma maneira. Podem aparecer, por exemplo, como desdém pelos filhos através de gestos ou atitudes que os filhos percebem; podem aparecer em forma de nervosismo, mal-estar, angústia, depressão e podem até ajudar para que apareçam sintomas físicos conhecidos como psicossomáticos: úlcera, gastrite, alergias, dores de cabeças tencionais, entre outros. O pior de tudo é que quanto mais se esforça para seguir as regras de boa mãe e dar a seus filhos toda atenção que peçam, as crianças perceberão cada vez mais que a atenção *que* ela lhes dá é forçada e, portanto, pedirão desesperadamente mais e mais atenção, o que pressionará cada vez mais a mãe, que por sua vez agirá de maneira a deixar seus filhos mais insatisfeitos, e assim se estabelece um círculo vicioso de mal-estar, onde as coisas ficam cada vez piores.

Quando nos sentimos mal, desgostosos da vida, é porque agimos representando papéis artificiais e não os que *queremos* verdadeiramente; porque usamos fantasias autocolantes há tanto tempo que as confundimos com nossa própria pele.

Alguns disfarces são impostos socialmente pelo que "deve ser". Outros vêm de nossa família, que talvez nos esperasse desde antes de nascermos, *tal qual* um molde no qual tivemos que entrar e crescer seguindo sua forma: o filho ou filha que vai conseguir o que os pais não conseguiram, a santa, a bonita, o inteligente, o rebelde, etc. E, durante toda nossa vida, temos acreditado que *somos* assim e não podemos agir de outra maneira.

Outras vezes, fazemos coisas que não queremos, respondendo a chantagens e pressões, com ou *sem* palavras, dos outros, tenhamos consciência disso ou não. É o caso do filho que faz o curso que os pais querem, em vez de se dedicar ao que ele gostaria. Do filho que reclama do pai aquilo que a mãe queria dizer e não se atreve, por exemplo, a chegar em casa tarde. Ou a pessoa que, ao sair, ouve do pai, mãe ou parceiro que está doente: "Divirta-se, eu fico aqui, espero não precisar de nada à noite, não se preocupe, vai." Mas as pressões mais eficazes são feitas pelos outros quando deixam de agir. Quando algum dos filhos começa a ganhar dinheiro, a pensar em sua independência ou a utilizá-lo em coisas que não combinam com o disfarce que a família colocou nele, pode ser que o pai pare de dar dinheiro para as despesas e o filho ou a filha comecem a gastar seu dinheiro com a casa, em lugar de comprar as coisas que gostaria.

EXERCÍCIO 18
Eu entendo porque faço o que faço

A - **Penso em por que faço as coisas**

Sugerimos que você pense no que fez hoje ou ontem e sobre cada coisa pergunte-se: gostei de fazê-lo? Me convinha? Não havia outra opção? Fiz por que era o que devia fazer? Fiz por que alguém tinha que fazê-lo?

É muito útil ter essas perguntas em mente todo o tempo e sabermos porque fazemos as coisas. Quando as fazemos porque gostamos estamos *sendo nós mesmos*. Também quando fazemos o que nos convém; neste caso, *podemos* estar usando disfarces ou representando papéis, mas sem pensar que somos aquilo, senão por conveniência, porque decidimos fazer assim.

Os problemas aparecem quando agimos única e exclusivamente porque deve ser assim ou porque não há mais remédio, e quando isso acontece, quase sempre estamos confundindo os disfarces que a família ou a sociedade nos colocou com nossa própria pele e acreditamos que somos assim. Também aparecem problemas e nos sentimos mal na vida quando fazemos o que os outros querem, como conseqüência de suas pressões e chantagens.

Vamos começar aprendendo a *nos defender das pressões* dos outros.

EXERCÍCIO 19
Eu "coloco minha cerca"

Assim como todos nós *temos* uma pele que distingue claramente que daqui para dentro Sou Eu e que daqui para fora é Não Eu, precisamos ter *um limite*, uma cerca social, emocional, intelectual, que distinga claramente que daqui para dentro Sou Eu e tudo que me faz bem, e que daqui para fora é Não Eu. Essa cerca deve ser *forte,* uma cerca que realmente nos proteja. Pode ser de pedra, de tijolo ou de concreto, alta e eficaz *para deixar* do lado de fora tudo que seja dos outros ou que se entrasse nos faria mal e, para deixar *entrar, automaticamente, através* de uma porta que só *Eu* possa controlar, *o que é* parte de mim ou *bom* para mim. Ter uma porta forte e segura é útil para poder *jogar fora* o lixo e tudo *o que atrapalha* ou é nocivo. Essa cerca precisa de manutenção constante porque os outros podem querer pular ou fazer buracos nela para entrar. O lado positivo é que, se você quiser, de agora em diante, pode pedir a sua respiração que mantenha essa cerca *saudavelmente, automaticamente,* cada vez que o ar passar por suas narinas ou por sua boca, entrando ou saindo, *consertando* o que precisa de conserto, tapando os buracos que possam surgir, *fortalecendo* o que seja necessário fortalecer, *acomodando, limpando,* colocando cada coisa em seu lugar, *consertando continuamente.*

A - **Imagino minha cerca**

Com os olhos abertos ou fechados, imagine sua cerca, essa cerca que define claramente até onde é você e a partir de onde começam os outros com seus interesses, planos e desejos. Observe como ela é, é uma cerca forte e bonita que realmente protege e com uma boa porta que deixa entrar somente o que é parte de você e lhe faz bem, e por onde tira tudo que é parte dos outros e que, caso entrasse, faria mal. Imagine essa cerca forte e bonita, com sua porta segura que só você controla, e observe como esta cerca lhe rodeia *completamente, protegendo-lhe.*

B - **Conserto minha cerca**

Se houvesse alguma coisa para consertar ou melhorar nessa cerca, apenas sinta *sua respiração* e observe, como se fosse um filme que termina com você conseguindo exatamente a cerca que precisa nesse momento, como sua respiração se ocupa em consertar *automaticamente*, *saudavelmente,* isso que precisa de conserto, sem que você tenha que fazer nada. Apenas imagine essa cerca e como sua respiração *a conserta, reforça e remodela*, trabalhando para você. Pode ser que a veja ou sinta ou que simplesmente saiba que está ali, consertando-se, melhorando-se, *saudavelmente, automaticamente.*

C - **Limpo e conserto dentro de mim**

Observe como, ao mesmo tempo em que melhora sua cerca, *sua respiração está limpando* por dentro, *acomodando* cada coisa em seu lugar, *consertando* o que precisa de conserto, *jogando* fora *o* lixo *que* agora *atrapalha.*

D - **Entra o meu, sai o alheio**

Enquanto isso acontece, sua respiração *automaticamente* está *fazendo entrar, protegidamente*, todas essas *partes suas* que, por alguma razão, tinham ficado de fora e tirando *automaticamente* tudo *isso que é Não-Você,* tirando e deixando do lado de fora, no seu devido lugar, *em harmonia* com você.

Se você vê imagens, ou as sente, ou não acontece nada, seja como for, está tudo bem. Fique observando, sentindo sua cerca um pouquinho, enquanto *sua respiração* aproveita para continuar *consertando* aí dentro o que precisa de conserto e, quando queira, abra os olhos para continuar com o livro ou fechá-lo e deixar que esses exercícios continuem *trabalhando dentro de você.*

Se você já fez o exercício, *já construiu* e *reforçou sua cerca.*

E - **Coloco minha cerca em minha vida diária**

Quando se encontra em uma dessas situações em que *antes fazia coisas que não queria* fazer ou percebe que alguém está chantageando ou pressionando você, imagine sua cerca entre você e essa pessoa. Se ela grita ou fala demais, você pode imaginar que a cerca isola o som ou abaixa o volume, e observe como *agora* se sente protegido dentro de sua cerca, enquanto eles *ficam de fora* com suas *pressões* e intenções.

EXERCÍCIO 20
Eu, quais disfarces uso?

Quando agimos contra nossos desejos e sentimentos porque "deve ser" ou porque "não há outro remédio", é muito provável que estejamos repetindo o livreto que corresponde a um disfarce que trazemos pregado e que até este momento o confundíamos com nossa pele. Como posso saber quais disfarces uso?

Você pode começar pensando sobre o que a vida toda vieram repetindo que você é ou que você não é: "igualzinho a seu pai, vagabundo", "o rebelde", "o que tem muita dificuldade no estudo e não aprende matemática, coitadinho", "o responsável que desde menino era um adulto pequeno". É preciso ter muito cuidado, uma vez que os *disfarces* "bons", como este último, também são danosos porque, da mesma forma, nos metem dentro de um livreto que temos que seguir e nos escravizam.

A - **Descubro meus disfarces**
Faça uma lista de tudo que os outros e você mesmo(a) pensam de você, podem ser disfarces ou não.

B - **Comprovo quais são**
Observe, nos próximos dias, quando você age dessas maneiras, se você se sente confortável ou não. Ou com quais dessas partes você está confortável. Estas partes são realmente suas. As demais são disfarces pregados com autocolantes, que você pode aprender a usar. Reveja sua lista para decidir o que é disfarce e o que não é.

Agora que você já aprendeu dos seus disfarces o que eles podiam te ensinar, é importante começar a desprezá-los e a curar sua pele, que durante tanto tempo esteve pregada, colada aos disfarces.

EXERCÍCIO 21
Eu desprego meus disfarces e curo minha pele

A - Desprego meus disfarces e curo minha pele com minha respiração

Com os olhos abertos ou com os olhos fechados, como for confortável para você, sinta *sua respiração* com todos os detalhes. Sinta o ar, como ele passa através de seu nariz, de sua boca, de ambos, entrando, saindo, *automaticamente*, sempre *saudavelmente*. E observe como, a cada respiração, o ar passa entre o disfarce e sua pele *despregando-o*, tirando a cola, *curando* sua pele, *saudavelmente*, *automaticamente*, e é muito fácil. E esse arzinho que passa entre o disfarce e sua pele, curando, despregando, faz você se sentir muito, *muito bem*.

B - Minha respiração segue, trabalhando para mim

Quando perceber como isto *está acontecendo* ou, simplesmente, quando você se sentir bem, respire profundamente e abra os olhos com a tranqüilidade de que sua respiração e sua mente inconsciente seguem trabalhando para você, *automaticamente.*

Exercício 22
Eu *transformo* meus disfarces em roupas confortáveis

Não é uma questão de jogar os disfarces no lixo, o problema é que sejam disfarces e estejam pregados à nossa pele. O problema é você acreditar que isso é você. Em lugar de eliminá-los, podemos transformá-los em roupas confortáveis e *aprender a usá-los* no lugar e no momento adequados. Podemos *tirar proveito* de todos. O importante é, primeiro, reconhecer que são disfarces em lugar de acreditarmos que somos assim e, depois, poder despregá-los para transformá-los em roupas confortáveis as quais guardamos no armário e temos à mão quando necessário.
Além disso, já os utilizamos no Exercício 20 para *reconhecer* quais são *nossas* diferentes *partes.* São exatamente essas que estão aí *onde* o disfarce *estava confortável.*

A - **Reviso meus disfarces**

Imagine todos os seus disfarces como estão agora, neste momento. Já acabaram de se despregar com sua respiração? Já estão sem cola? Observe onde lhe apertam, o que lhe incomoda, se estão sujos, curtos, grandes ou descosturados. Preste atenção em todos que precisam de conserto para transformá-los em roupas confortáveis que você possa usar.

B - **Transformo meus disfarces em roupas confortáveis**

Observe-os sem fazer nada, apenas sinta *sua respiração* e veja como, à medida em que o ar passa por suas narinas ou por sua boca, entrando ou saindo, sua respiração *conserta* tudo que precisa de conserto *nesses disfarces*, *transformando-os* em roupas confortáveis, que se tira e se põe com facilidade, só com seu desejo. *Roupa confortável* que deixa ver a pessoa que a veste, você, como realmente é.

Quando já estiverem consertados, veja como você se vê com essa roupa e observe como *aí está Você*, *Você mesmo*, *seu Eu verdadeiro*, *Você*, *Pessoa Completa* e aí você *tem* todos esses *trajes* que pode usar em diferentes ocasiões; e, como já não são autocolantes, você *pode* experimentá-los e *trocá-los facilmente* quantas vezes quiser, quantas vezes precisar.

Quando fizer estes exercícios, lembre-se que você pode ler as instruções, começar a imaginar e voltar a abrir os olhos, quantas vezes precisar, para continuar lendo estas instruções, enquanto sua respiração e seu cérebro direito continuam trabalhando para você, *saudavelmente*.

Exercício 23
Eu experimento meus diferentes trajes

Você já tem um armário cheio de roupas. Como dissemos anteriormente, todas são úteis. Há ocasiões que pedem que se vista uma que grita e outras em que é bom posar de homem ou mulher auto-suficiente, mas, em alguns momentos, é lindo usar o traje do que sabe e desfruta receber. Está certo usar o de responsável na hora do trabalho, mas pode-se usar o de relaxado quando saímos com amigos. A chave é vestir o que corresponde a cada ocasião.

Quando for necessário usar um traje que não goste, pense que é só por pouco tempo, que já não é autocolante e que pode trocá-lo por outro a qualquer momento e, talvez, pouco a pouco, ir *aprendendo a vestir roupas diferentes* e, em alguns momentos, estar sem nada, *na intimidade consigo mesmo(a)* e com algumas pessoas muito, mas muito próximas.

A - **Experimento meus trajes**

Imagine-se *experimentando* diferentes *trajes* diante de um espelho ou perto de seu armário, escolhendo qual vai usar em cada ocasião. Depois, imagine-se *em diversas situações,* atuando com os trajes que está usando.

Observe as reações dos outros e como, haja o que houver, olhem você como olharem, você *está bem* porque está usando uma roupa confortável que deixa ver quem você é e, além disso, você tem sua cerca, que pode colocar entre você e eles cada vez que necessite, nunca para se isolar, mas para se comunicar melhor.

Você está *aprendendo a viver saudavelmente*, *desfrutando* o que faz, *colocando limites* entre Você e os demais *automaticamente*, *protegidamente*. Você sabe que está vestido com uma roupa que mostra quem é Você, *Você mesmo, Pessoa Completa, aprendendo a viver* a vida, *desfrutando protegidamente*.

B - **Descubro quem sou eu**

Em cada uma dessas cenas, observe quais *partes* ficam *confortáveis*, essas são Você; e quais as partes que você usa só por conveniência, essas são o Não-Você. Você pode imaginar que essas cenas se repetem e repetem quantas vezes seja necessário, até que entenda bem quais partes por baixo da roupa *são Você*.

C - **Reafirmo quem sou eu**

Quando abrir os olhos, faça uma lista do que descobriu que é Você, por baixo dessa roupa e, com sua mente aberta para chegar a conclusões diferentes das que tinha antes, pense um pouco se concorda. Lembre-se que está *descobrindo quem é Você*, além das versões oficiais, do que você acreditava antes.

EXERCÍCIO 24
Eu confecciono novos trajes para mim

Você pode criar novos trajes para você, todos que necessite. Sempre é útil, por exemplo, ter um traje de bicho-papão a mão. Pode *construir trajes diferentes* combinando vários que antes pareciam opostos. Por exemplo, o bom pai com o de homem trabalhador e com o de "bom camarada".

A - **Reviso minhas necessidades de roupas**
Faça uma lista de todas as roupas que já tenha em seu armário e outra das que gostaria de ter.

B - **Confecciono novos trajes**
Imagine-se já vestindo esses novos trajes. Já os tem. Observe em que situações os usaria e construa essa situação com todos os detalhes, como você já sabe fazer. Observe, *cuidadosamente*, como se sente nessa situação, com sua nova roupa. Veja como fala, a postura de seu corpo e seus movimentos, a expressão de seu rosto e as reações dos outros. E, enquanto está observando, deixe que sua respiração

automaticamente conserte tudo que precisa de conserto aí nessa roupa, para que sirva para alcançar o que você queira alcançar, *saudavelmente,* nessa ocasião. Pode observar você mesmo, primeiro vestido de um modo e depois de outro e mais outro, repassando todas as suas roupas.

C - **Combino trajes**
Agora reveja todas as suas roupas e observe que combinações gostaria de fazer, uma parte de um traje com parte de outro. Brinque de fazer combinações e experimentá-las. Observe como se sente com elas. Deixe que sua respiração *automaticamente, protegidamente,* ajuste nesses trajes combinados tudo que seja necessário ajustar para que sejam confortáveis, saudáveis e úteis para você.

Pode repetir quantas vezes quiser estes exercícios, sempre *experimentando* e *inventando*, saudavelmente, roupas novas e diferentes, *aprendendo* a trocá-las, vesti-las e tirá-las, *reconhecendo o que é realmente Você.*

VII
Eu Utilizo Meus Obstáculos como Oportunidades para Crescer

Certamente você já escutou, alguma vez, comentários sobre pessoas que "vencem" na vida como: "claro, teve pais que o apoiaram", "se todos começassem com essas relações...", "é uma pessoa excepcional, brilhante", "se eu tivesse esse dinheiro para começar um negócio", "sua esposa (ou esposo), como o apóia!" E a continuação é: "se meus pais tivessem me apoiado", "se eu tivesse essas relações", "se tivesse sua cabeça", "se eu tivesse um dinheirinho para começar", "se fulano ou beltrano me apoiassem..."

Sem dúvida, é muito útil contar com apoio, dinheiro, relações e dons excepcionais, mas isso não é nem a única coisa, nem o mais importante. Imagine uma ilha tropical habitada por homens tranqüilos e felizes que só têm que estender o braço para pegar uma fruta quando estão com fome ou jogar o anzol e pescar. Não conhecemos muitas ilhas assim que desenvolvam grandes civilizações. Mas já a história nos ensina que um dia o paraíso termina porque o homem vai procurar ouro, petróleo, as riquezas naturais desse lugar. E esses homens vêm de lugares geográficos aparentemente menos favorecidos, onde seus antepassados tiveram que trabalhar a terra para se alimentar, se esforçar para sobreviver em clima hostil e, através dos anos, dos séculos, foram *crescendo.*

Há um ditado mexicano que diz: "pai comerciante, filho cavalheiro, neto mendigo". E todos sabemos que "mimos em excesso, estragam"

Como no caso dos povos que se desenvolvem em meio ambiente limitado**, as dificuldades podem ser oportunidades para crescer**. Mas, não apenas isso, *podemos transformar* as *dificuldades* e até os obstáculos *em recursos.*

Se alguém encontra uma pedra bloqueando seu caminho, pode se pôr a chorar, chutá-la até sangrar, tentando passar, dar meia volta e voltar ou pode também usá-la para *descansar* um pouco e depois contorná-la, ou subir e, lá de cima, olhar ao redor para ver onde gostaria de *seguir*, pode usá-la para deixar uma mensagem para os que venham depois, ou até fazer uma escultura com ela. E ao fazer qualquer dessas coisas com a pedra, você aprendeu algo.

Você que está lendo, pode pensar sim, que com a pedra se pode fazer muita coisa, mas que na vida há situações realmente terríveis, totalmente negativas, com as quais não se pode fazer nada de bom. Nós acreditamos que todos os obstáculos, até os mais terríveis, podem ser aproveitados *transformando-os em recursos*. A morte seria, talvez, a única situação frente a qual não podemos fazer nada, exceto morrer tranqüilamente e com dignidade, em vez de morrer com angústia e desespero. Milton H. Erickson foi um psiquiatra norte-americano que nasceu em 1901 e morreu antes de completar seus 79 anos, em 1980. Desde pequeno e durante toda sua vida, sofreu vários ataques de poliomielite que, com suas complicações, foram limitando-o. Um dos mais fortes aconteceu quando tinha quinze anos e ele teve que passar meses na cama mexendo somente os olhos. Durante esse período, a única coisa que podia fazer era observar, recordar, refletir e imaginar, e se dedicou a isso. Observava o movimento das pessoas que o visitavam, seus gestos e até suas reações mais insignificantes. Observava como sua irmãzinha aprendia a andar, para depois ele poder reaprender a andar mais rapidamente. E, anos depois, utilizou a observação que fez nessa época, sobre tudo o que as pessoas transmitem sem palavras, para desenvolver sua técnica de hipnose natural. Ele dizia que a pólio havia sido sua maior mestra. Passou seus últimos dez anos em cadeira de rodas e, como sentia dores fortes, dedicava as manhãs para trabalhar *com auto-hipnose* para controlar a dor e, à tarde, poder ensinar às pessoas que vinham de toda parte do mundo para escutá-lo. Tinha realmente vontade de viver, era uma "chama viva" e, até o último momento, tirou proveito da vida.

Nós acreditamos que, além de algumas pessoas com habilidades excepcionais, todos nós *temos os recursos, aprendizagens e capacidades* necessários *para solucionar* qualquer situação que se nos apresente, ou *mudar* de atitude diante do irremediável para *ficar bem,* ou o menos mal possível. O que acontece com freqüência é que não conhecemos conscientemente estes recursos; estão muito guardados, empoeirados.

Todos nós, pelo simples fato de sermos humanos e de crescermos, tivemos aprendizagens fundamentais em nossos primeiros anos de vida. Todos nós *aprendemos a nos separar* da mãe ao nascer e respirar por conta própria. O nascimento foi uma vivência difícil, mas aprendemos muitas coisas, fomos *desenvolvendo habilidades. Aprendemos* o *que* era a fome, que estava dentro de nós, e que depois da fome *sempre chegava* o leite materno que cheirávamos, saboreávamos e não só acalmava esse incômodo, mas também produzia uma sensação de *satisfação. Aprendemos a esperar* e *aprendemos a confiar.* E assim continuamos. Desenvolvemos nossa visão praticando, distinguindo entre as figuras e seu fundo. *Aprendemos a reconhecer* cores e sons e a diferenciar *o que é parte de nós mesmos e o que é* parte de *fora.* Desde muito pequenos, fomos capazes de apertar os lábios quando não queríamos o que nos davam, inclusive de colocar para fora, vomitando. *Aprendemos* a distinguir, antes mesmo de entender as palavras, *quem gostava de nós* e lhes estendíamos os braços *e quem nos desprezava* e fazíamos o mesmo com eles. Durante todo esse tempo, tivemos aprendizagens fundamentais, dia após dia *vencemos dificuldades* e fomos *desenvolvendo capacidades.* Já não nos lembramos, mas foi muito difícil aprender a falar. Tivemos que dedicar horas e horas a repetir sons, adivinhar seu significado e relacioná-lo com os gestos e tom que a pessoa falava, inclusive as circunstâncias em que isso ocorria. Outro tanto aconteceu quando *aprendemos a caminhar.* Foi muito difícil ficar de pé, fizemos isso porque queríamos fazer o que os grandes faziam, conseguir por conta própria isso que nos chamava atenção e chegar onde desejávamos. Foi muito complicado, mas *aprendemos a nos aproximar* do que gostávamos, das pessoas que gostávamos, *e a nos afastarmos* das pessoas que nos assustavam, do que nos havia prejudicado. *Aprendemos* que havia pisos irregulares e pisos seguros, que podíamos agarrar a mão de alguém num certo momento e que podíamos *caminhar sozinhos* depois, aprendemos que se pode chegar ao mesmo lugar *por diversos caminhos* e que uns são mais fáceis e outros mais complicados, alguns têm móveis que nos atrapalham e podemos contornar ou nos deter, uns são menores e outros maiores, e que os grandes podem conter coisas tão interessantes que vale a pena dar uma olhada. Enfim, **os aprendizados mais difíceis de nossa vida já foram feitos e estão dentro de nós**. E entre eles, quem sabe, o mais importante seja que **se nos empenhamos e experimentamos distintos caminhos, crescemos**.

Então, por que às vezes seguimos repetindo os mesmos erros, chutando a pedra, sem aprender?

Para nós, isso acontece porque nós, os seres humanos, *temos* essas *aprendizagens ocultas* e empoeiradas por falta de uso. E pode ser que não as tenhamos usado antes porque, desde pequenos, desde sempre e sem percebermos, estávamos usando disfarces que antes não nos permitiam usar essas aprendizagens. Por exemplo, o disfarce de incapaz, ou o de fracassado, ou o de mártir.

Exercício 25

Eu tiro a poeira dos meus recursos

Se você já trabalhou com seus disfarces, tirou-lhes a cola, ajustou-o para seu tamanho e seu gosto, já está pronto para seguir desempoeirando seus recursos.

A - **Imagino meus recursos**

Como imagina seus recursos? Para algumas pessoas são *uma caixa de ferramentas,* para outras um armário ou gavetas cheias de coisas, para outras, uma cor *que aparece automaticamente* com sua respiração, quando precisa. Como você os imagina? Observe como os imagina e quanta poeira ou complicações têm neste momento.

B - **Eu os limpo e os conserto**
Quando já os estiver imaginando, sinta como o ar passa por suas narinas ou por sua boca, entrando e saindo, como seu peito se move em um sentido e no outro, cada vez que o ar entra ou sai através de sua respiração, e observe como *automaticamente*, sem que você faça nada, sua respiração está *descobrindo seus recursos*, tirando a poeira e o mofo, cada vez que o ar sai por suas narinas, *consertando* o que tem que consertar, *renovando saudavelmente* essas *aprendizagens*, essas *capacidades* que foram se desenvolvendo em sua vida e que *estão aí.* Fique sentindo sua respiração por um instan0te e observando como *vão surgindo.*

Lembre-se que, com esses exercícios, se inicia um processo de progresso que continua *protegidamente*, *saudavelmente*, *automaticamente,* cada vez que você respire, durante o dia, durante a noite, durante todo o tempo que seja necessário.

Cremos que a vida nos traz, a cada momento, os obstáculos que precisamos ultrapassar para *continuar crescendo.*

Essa pessoa que tenta, uma e outra vez, iniciar um negócio e sempre se associa com pessoas que abusam dela, vai continuar dando chute em pedra até que aprenda a perceber quem é confiável e quem não é, ou a fazer as coisas por si mesmo sem necessidade de se apoiar nos demais. Essas pessoas têm que desenvolver habilidades, aprender coisas novas para resolver seus problemas. E quando fizerem isso, aparecerão novos obstáculos para vencer.

Um caminhão de transportadora tinha um letreiro que dizia: "Aprendendo a viver, vou vivendo a vida", e assim é, efetivamente. Como tudo, isso tem um lado positivo e um lado negativo. O mau é que nunca aprendemos tudo e o bom é que estamos sempre aprendendo, até o último momento.

Quando repetimos as mesmas soluções sem experimentar outras, e sem, tão pouco, aprender, acabamos transformando-as em problemas. É como chutar a pedra outra vez e outra, sem que ela se mova. Pense em um menino que está mal na escola, tira notas baixas ou reclamam dele porque ele não presta atenção nas aulas e a mãe faz com que ele estude, brigando com ele. Pode ser que isto sirva para que o menino fique mais atento e tente melhorar, mas se o menino continua mal, é provável que a mãe brigue mais com ele e até o castigue ou bata. Então, talvez o menino, como reação, estude menos ou por medo da mãe fique nervoso e, ainda que se esforce, tenha piores resultados. A mãe pode reagir batendo, castigando ou brigando ainda mais, ou ainda colocar o pai a par da situação, o que agravará o problema. Uma mãe que *utiliza todas as aprendizagens* que tem dentro, sem deixá-las empoeirar e continua aprendendo, é aquela que, se o filho não responde a bronca, conversa com ele e se não funcionar, castiga-o, e se o castigo também não funciona, "paparica" e assim vai *experimentando soluções* diferentes até alcançar seu objetivo.

EXERCÍCIO 26

Eu transformo as soluções-problema em soluções-solução

Todos já vivemos momentos em que o que queríamos fazer para conseguir algo saiu ao contrário, e quanto mais insistíamos, pior ficava.

A - **Detecto soluções-problema**

Pense se há alguma situação em sua vida, ou várias, onde insistir em uma mesma solução só fez aumentar o problema, como acontecia no exemplo da criança que ia mal na escola. Se são várias, faça uma lista. Escolha uma, a que mais incomoda, e lembre-se, com todos os detalhes, de uma dessas ocasiões quando a solução se repetia, repetia e agravava o problema. Observe em que lugar acontecia, a que horas do dia ou da noite e, de acordo com isso, a claridade ou a escuridão; lembre-se dos sons ou do silêncio; se você estava sozinho ou acompanhado; as cores que via nesse lugar e as formas; observe em que posição estava seu corpo e como se movia.

B - **Eu as transformo em soluções-solução**

Então, neste momento, nessa situação, sinta como o ar passa através de suas narinas ou de sua boca e observe, como alguém que se lembra de um filme que sabe que *desta vez acaba bem*, como sua respiração se encarrega de mudar aí o que é necessário mudar, para que observe a si mesmo *ensaiando saudavelmente, protegida-*

mente, coisas novas, diferentes, no lugar do que antes você repetia e repetia. Faça-o, evitando impor sua vontade, evitando fazer esforços. Fique aí somente observando como *sua respiração trabalha* para você, *automaticamente, desfrutando.*

Sempre há mudanças, ainda que você não perceba. Pode ser que continue observando a mesma cena, mas sentindo de maneira diferente. Isso já é fazer alguma coisa diferente.

Certamente, há situações *na vida* que nos forçam mais que outras a tentar coisas novas, chamam-se "crises". Falaremos delas a seguir.

VIII
Já Dei o Pulo, Eu Estou no Ar

Se ouvimos dizer que fulano ou beltrano está em *crise*, preocupamo-nos e quase sempre supomos que se encontre em um beco sem saída, que seus problemas chegaram a um ponto irremediável, ou que se sente desesperado sem saber o que fazer.

Estamos acostumados a encarar a crise *como* algo negativo, mas os chineses escrevem esta palavra com dois ideogramas que significam *risco e oportunidade*. Por que risco e oportunidade?

Uma crise é um *momento de mudança* no qual o que antes fazíamos já não serve mais. É como quando damos um salto e ficamos no ar antes de cair. Podemos nos machucar, por isso é risco, mas podemos observar bem como cair e, sobretudo, no ar, observar onde nos convém pisar. E, numa dessas, até *aprendemos* a desfrutar esse rápido flutuar.

Há crises que *são normais, naturais* e inevitáveis *no crescimento* das pessoas e das famílias. O nascimento é a primeira e todos nós que estamos aqui a *superamos* e crescemos. Tivemos que aprender a respirar, a comer, a digerir e a crescer por nós mesmos, fora do ventre da mãe, adaptando-nos a mudanças de temperatura, de luminosidade, de texturas, de sons e, certamente, foi difícil. Outra crise de crescimento mais forte foi a adolescência, quando já não tínhamos corpo de criança nem de adultos; já não podíamos nem queríamos mais agir como crianças, mas não sabíamos agir como adultos. Os pais de adolescentes sabem muito bem o que é isso. Às vezes, tratam seus filhos como crianças porque não os acham suficientemente crescidos e estão acostumados a tratá-los assim, e, freqüentemente, não funciona, mas se os tratam como adultos, e nem sempre podem agir assim, às vezes também não funciona. Nessas duas crises, vemos claramente o risco e a oportunidade. Ao nascer, o risco é não sobreviver. Durante a adolescência, os conflitos dolorosos consigo mesmo(a) ou com os pais podem levar a pessoa a seguir por caminhos perigosos, pondo em risco sua saúde física e mental e seu desenvolvimento futuro. Não é por acaso que nesta fase apareçam mais problemas emocionais e de vícios que em outras. Mas, ao mesmo tempo, estas crises *são oportunidades*. O nascimento nos permite começar a viver neste mundo e, na adolescência, *podemos,* por um lado, *digerir e acomodar* os problemas anteriores e, por outro lado, *fixar* as *bases* para nosso futuro.

Há muitas outras crises que são circunstanciais, como, por exemplo, o surgimento de uma doença grave, a morte ou a perda do emprego do pai ou da mãe de uma família com filhos pequenos, mudança para outro país, etc. Em todas elas, a forma de agir anterior dessa pessoa ou família já não serve mais e agora têm que encontrar uma nova maneira de funcionar. Enquanto não encontram, ficam no ar e podem *aprender a* flutuar e, sobretudo, escolher o lugar onde querem descer. Em cada um desses exemplos, há riscos e oportunidades que podemos analisar e medir com o cérebro esquerdo. Lembra-se que na Introdução falamos das funções dos dois cérebros? Mas, com o cérebro direito, o que nos resta é vivê-los, ou melhor, *vivê-los bem*. Em cada momento, em cada situação, há coisas positivas e negativas, vantagens e desvantagens. Podemos aprender a desfrutar o positivo, a aproveitar as vantagens e aproveitar também o negativo e as desvantagens, *digerindo-as*, *aprendendo com elas*, *desenvolvendo habilidades* para superá-las ou suportá-las, como fez Milton H. Erickson quando teve o ataque de poliomielite que o obrigou a ficar imóvel vários meses e aprendeu a observar.

Para aprender a *aproveitar* as *oportunidades* que a vida nos dá, para **aprender a tirar, de cada momento e de cada situação, o que podem nos dar e desfrutá-lo**, precisamos primeiro digerir as crises e os momentos difíceis que temos pendentes, não digeridos, porque em cada um deles há aprendizagens que são *ferramentas para* enfrentarmos melhor o que está por vir. Vamos fazer um exercício para digerir todas as pendências a partir da cerca que você construiu no Exercício 19, Eu 'coloco minha cerca', do capítuloVI, EU DESCUBRO QUEM SOU EU E APRENDO A USAR BEM MEUS DISFARCES.

EXERCÍCIO 27

Eu digiro minhas experiências de vida

A - **Acomodo-me dentro de minha cerca**

Veja ou sinta essa cerca, sua cerca, que define claramente que daí para dentro é Você e daí para fora são os outros e seus interesses, essa cerca que defende você das chantagens e das manipulações. Acomode-se aí dentro.

B - **Melhoro minha cerca**

Sinta sua respiração e observe primeiro como ela aproveita para consertar qualquer coisa que precise de conserto nessa cerca, ou simplesmente melhorá-la *automaticamente, saudavelmente,* cada vez que o ar passa por suas narinas ou por sua boca, entrando e saindo.

C - **Digiro minhas experiências de vida**

Aí dentro está guardado tudo que você já viveu, o que se lembra e o que se esqueceu conscientemente, mas que, inconscientemente, continua se lembrando. Fique aí confortavelmente um pouco, enquanto sua respiração trabalha para você, *digerindo todas as suas experiências de vida protegidamente*, *automaticamente*, *saudavelmente.* Observe como sua respiração está digerindo tudo *o que você recebeu de sua família:* idéias, afetos, atitudes, valores, ações; tudo isso e todas as suas experiências de vida já estão sendo digeridas com cada respiração, *saudavelmente,* dentro dessa cerca que define claramente o que é Você e o que é Não-Você. Sua respiração já está *digerindo* essas experiências de vida desde que você começou a ler as instruções do exercício e *continua* por si só trabalhando *saudavelmente*, *protegidamente*, *automaticamente*, para você durante todo o tempo que seja necessário. Está digerindo tudo que está por ser digerido, *aprendendo* com essas experiências e deixando à mão essas novas aprendizagens para usá-las *espontaneamente*, protegidamente, cada vez que precise delas. Fique aí, dentro de sua cerca, o tempo que quiser, sentindo sua respiração, e depois pode continuar com o livro ou fechá-lo, sabendo que, haja o que houver, sua respiração continua trabalhando para você, automaticamente.

Se está passando por um momento onde já não pode mais continuar como está e ainda não encontra uma maneira de viver essa nova situação confortavelmente, já deu o salto e está no ar, precisa medir bem o risco, aproveitar a oportunidade, observando os diversos lugares onde pode descer *protegidamente*. Para isso, pode fazer o seguinte exercício.

Exercício 28
Eu ensaio onde posso cair

A - **Revejo possibilidades**

Imagine que você está em um lugar agradável. ***Reflita*** e *fantasie* sobre as diferentes possibilidades *para resolver* esta crise, porque assim está trabalhando com sua mente racional e com sua porção criativa. Vá trabalhando uma por uma, ponha atenção em todos os detalhes. Observe como seria se resolvesse experimentar uma outra possibilidade.

B - **Melhoro minhas possibilidades**

Em cada opção, observe muito bem se está bom ou se poderia melhorar. Se assim for, use *sua respiração*, como já sabe fazer, para que aí, dentro dessa fantasia, atue melhor ou sinta-se melhor. Sua respiração muda, *melhorando* o que você está fazendo aí, e isso influi, por sua vez, sobre os demais, mas sua respiração não pode transformar as circunstâncias que não dependem de você. O que *realmente* acontece é que, estando as coisas *como* estão, você *atua* diferente, sente-se bem e se coloca na posição que é *melhor para você*. E observe como, nessas fantasias, você se comporta *de formas novas e diferentes*, porque, ao digerir suas experiências de vida no exercício anterior, você tem à mão mais recursos *para viver como queira* viver, *saudavelmente*, *desfrutando*. Pode rever cada fantasia quantas vezes quiser, melhorando-as, observando-as, transformando-as com sua respiração. E pode trabalhar com diferentes situações de crise.

IX
Eu Aprendo a Desfrutar o que Cada Momento Pode Me Dar

Temos apenas o presente. O futuro ainda não chegou e o passado já se foi. Só *temos o* momento *presente* e, ou aproveitamos, ou sofremos, ou passamos por ele sem senti-lo por estarmos com nossa atenção focada em esperar a felicidade que algum dia chegará, ou em chorar porque a felicidade ficou para trás. Há pessoas que, quando eram pequenas, pensavam: "Quando crescer, serei feliz... farei o que tiver vontade." E cresceram e continuaram pensando: "quando entrar na universidade..." e depois: "Quando terminar meu curso...", "quando começar a trabalhar", "quando me casar", "quando tiver filhos", "...e minha casa própria", "quando meus filhos crescerem e já não derem trabalho" e assim passaram a vida sem *desfrutar o que se pode* desfrutar na infância, na universidade, depois de formado, antes de se casar, como recém-casado, com os filhos pequenos, etc. E a vida passa. É como o burro que quer alcançar a cenoura que ele carrega dependurada a sua frente e nunca alcança.

E há outras maneiras de se perseguir a cenoura. Uma muito freqüente é não resolvendo os problemas atuais, por se ter a "certeza" de poder resolvê-los quando quiser e, certamente, esse momento nunca chega. Assim acontece com a pessoa que fantasia e fantasia sobre o quanto ficará elegante com tantos quilos a menos, mas ou nunca começa uma dieta ou, *continuamente*, a interrompe e recomeça. Diz a si mesmo que consegue emagrecer quando quiser e passa a vida inteira gordinha.

Outra maneira de perseguir a cenoura é definir metas tão perfeitas que qualquer realidade comparada a elas são menores. É o caso da mulher que não encontra nenhum homem "a sua altura" mas não tenta se relacionar com os que a rodeia porque todos têm defeitos. *Seguramente* você conhece alguém que tem o hábito de esperar que esse Natal, seu próximo aniversário, o tão esperado final de semana sejam maravilhosos, exatamente como devem ser, que tudo dê certo: que não falte ninguém, que todos estejam felizes, a comida deliciosa, um ambiente agradável, etc. Têm uma idéia pré-estabelecida de como deve ser e, se alguma coisa sai diferente, se *a vida* ou *o mundo* saem do rumo que havia traçado, sentem que *tudo* está perdido. E, sem dúvida, acontece assim, porque se pensamos em termos de probabilidade, a probabilidade de que todos os participantes se comportem e tenham reações exatamente como essa pessoa esperava é uma em um milhão, sobretudo se quem espera algo nem sequer disse aos outros o que espera deles. Estas pessoas que cresceram dentro de moldes/disfarces querem colocar toda a vida, com toda sua complexidade, dentro de seu próprio molde e simplesmente não cabe. O resultado é que por estar olhando para a cenoura ou esperando que chegue o ideal, não desfrutam *o* que há de *bom em cada momento, em cada situação.*

O presente é a única coisa real e a única coisa que temos, a única que podemos viver. Então, é melhor aproveitá-lo, *desfrutando* o que podemos desfrutar e *resolvendo* o que há para ser resolvido. Os jovens casais com bebês vivem muitos problemas e limitações: perdem sono, têm menos tempo como casal, é complicado sair à noite ou de férias. Mas esses casais não têm que esperar que seus filhos cresçam para serem felizes, a convivência com um bebê pode ser muito bonita e dar origem a muitos momentos de felicidade, todos os dias. A felicidade não é coisa permanente, são momentos e o importante é que esses momentos sejam cada vez maiores e mais freqüentes.

Outras pessoas põem a felicidade no passado: "Quando vivia com meus pais, sem preocupações", "quando os rapazes eram pequenos, porque: filhos pequenos, problemas pequenos, filhos grandes, problemas grandes". E, enquanto sentem falta do passado, não vêem nem desfrutam o que têm *no presente,* mas o pior é que, quando viviam com seus pais ou seus filhos eram pequenos, também não desfrutaram esses momentos, olhando para trás ou para o futuro. É como se saíssem de férias e durante toda a viagem ficassem brigando, queixando-se da falta de conforto e do clima, preocupados como tudo estava caro, cansados, tirando fotos porque ao voltar teriam que mostrá-las aos amigos e colocá-las em um álbum, enquanto comentam que não há nada melhor que a própria cama, a comida caseira e os banheiros limpos de sua casa. E quando essas pessoas voltam, reclamam porque as férias já acabaram, queixando-se da rotina, mandam revelar as fotos e, ao vê-las, suspiram com a beleza do pôr do sol, os passeios pela praia, as aventuras que passaram.

Outra vez, perderam o que poderia ser aproveitado *em cada momento* presente. Além disso, é muito triste viver de fotos.

Tanta insistência nossa em desfrutar e viver o presente pode, talvez, lhe preocupar e, quem sabe, esteja se perguntando: para que servem nossas experiências passadas? Não é necessário planejar o futuro para se ter certa segurança? Certamente que sim. Podemos lembrar do passado e trazer de lá experiências e aprendizagens para o presente, podemos sonhar *com o futuro* e assim ir *construindo a realidade* que queremos construir. Podemos *aprender com o passado* e planejar o futuro *vivendo plenamente o presente*. O que nos prejudica é colocar a felicidade e o olhar fixos no passado ou no futuro sem poder viver o que temos: este momento.

Com o cérebro esquerdo, podemos avaliar o que fizemos no passado e aprender, enquanto, com o direito, digerimos essas experiências que avaliamos. Com o esquerdo, podemos *analisar* diversas *opções* futuras e caminhos para consegui-las, enquanto, com o direito, podemos *ensaiá-las* e *construí-las* na imaginação. O presente também se vive com os dois: com o esquerdo, pensamos, analisamos o que está acontecendo, enquanto, com o direito, intuímos, olhamos, escutamos, cheiramos, saboreamos, sentimos.

Um vizinho de Tere saía a passeio com seus filhos pequenos, um menino e uma menina de cinco e seis anos. Às vezes, escalavam morrinhos que, para os pequenos, pareciam grandes montanhas. O pai dizia a eles que, ao invés de ficar *olhando tudo* o que faltava para subir, o melhor era olhar muito *bem* onde punham os pés: se o apoiavam em uma pedra ou terra bem firme. Dizia que observassem como eram as pedras *onde pisavam*, se eram grandes, pequenas, lisas, redondas, sua cor; se a terra estava solta ou batida, seca ou molhada e se havia graminhas, folhas secas ou musgo ao redor. Dizia que, ao mesmo tempo, podiam seguir *lembrando* de coisas bonitas: a festa de aniversário, a visita à casa da avó, os presentes e a árvore de Natal, muitas coisas. De repente, paravam e o pai dizia a eles que olhassem para trás. Sempre *se assustavam* com quanto haviam subido. Antes de seguir adiante, às vezes, davam uma olhada para cima para ver por onde seguir e percebiam como o topo agora estava mais próximo. Chegavam no alto, respiravam *profundamente* e ficavam *descansando* por um momento, observando a paisagem ao redor e *desfrutando o* que haviam *conseguido.* Algumas vezes, inclusive, escolhendo outro morrinho para escalar no próximo passeio. Os vizinhos não conseguiam acreditar que essa menina e esse menino tão pequenos subissem no alto da serra *com* tanta *facilidade, desfrutando.*

Exercício 29
Eu aprendo a desfrutar cada passo

A - **Estou no começo do caminho**

Imagine que você está aos pés de uma montanha, pronto para subir. Daí, parece uma montanha, mas na verdade é um morro. Observe que tipo de paisagem há, que hora do dia ou da noite é.

B - **Começo a subir**

Ao invés de ficar olhando para cima tudo o que falta subir, o melhor é que *observe* muito bem *onde põe cada pé.* Se pisa em uma pedra ou em terra bem *firme*. Observe como são as pedras onde pisa, se são grandes, pequenas, lisas ou redondas, sua cor; se a terra está solta ou batida, seca ou molhada e se há graminhas, folhas secas ou musgos ao redor. E enquanto vai *aprendendo a desfrutar cada passo,* pode se lembrar de coisas bonitas: a festa de seu aniversário, a visita à casa da avó, os presentes e a árvore de Natal, muitas coisas. De repente, dê uma parada, olhe para trás e veja quanto já subiu. Antes de continuar, se quiser, olhe para cima para ver por onde seguir e observe como o cume está mais perto.

C - **Desfruto chegar à meta**

Quando chegar, respire *profundamente* e fique por um instante *desfrutando o* que tenha *alcançado,* olhando a paisagem ao redor, *descansando e vivendo* esse momento que é *seu presente* em sua imaginação. Se tiver vontade, pode aproveitar para escolher que montanha/ morro quer explorar no próximo passeio.

Algumas vezes, temos que dar passos desconfortáveis ou dolorosos para chegar à nossa meta. É o caso, por exemplo, do parto e de uma cirurgia. Quando nos encontramos em uma situação desse tipo, é bom pensar um pouco no futuro que é agradável. Podemos imaginar, para o parto, que estamos no início de um caminho que termina com um bebê nos braços, e com a recuperação da saúde, no caso de uma operação. E viver cada coisa que ocorra, que vamos fazendo, cada momento, como um passo que já demos e que nos aproxima de nossa meta, fazendo com que o caminho que falta se torne mais curto. E, enquanto caminhamos, podemos imaginar que já chegamos, imaginar que estamos desfrutando o bebê em nossos braços ou vivendo como queremos viver, *saudavelmente, construindo essa realidade.* Quando falamos do sonho e da importância de se sonhar acordado e sonhar dormindo, explicamos a você como podia construir realidades, lembra-se?

Mas voltemos ao *presente.* Observe que, curiosamente, ele não é feito de grandes realizações e sim construído *com muitos pequenos detalhes* que a pressa da vida moderna nos faz esquecer. Por exemplo, agora que você está lendo esta página, quantas sensações lindas existem *que você pode desfrutar?* Talvez, sinta seu corpo confortável aí onde você está, pode ser que sinta a temperatura, aí onde está, agradável, tem café ou suco por perto? Está escutando uma música que você gosta? Ou, simplesmente, está desfrutando ler este livro que talvez lhe traga lembranças de momentos agradáveis, relaxando-lhe? O exercício seguinte é uma tarefa para se fazer a qualquer momento nos próximos dias.

EXERCÍCIO 30
Eu aprendo a desfrutar o momento presente

A - **Detenha-se e observe o agradável**
Quando estiver no meio da correria do dia-a-dia, pare um instante e observe que sensações lindas e detalhes existem aí para se *desfrutar*. Observe o que há de agradável no lugar onde você está. Observe se gosta das cores, da luminosidade, da penumbra, da escuridão ou das sombras. Você está desfrutando a temperatura desse lugar? Algum som ou silêncio? Algum cheiro ou sabor? Se está comendo, desfruta os sabores e as texturas a cada mordida? Sente-se tranqüilo, contente ou

em paz? Está acompanhado por alguém querido ou aprendendo a ser sua própria companhia? Gosta dos sons ou do silêncio que escuta nesse lugar? Enfim, tinha percebido *quantas coisas boas* há por aí que você pode desfrutar, por mínimas que pareçam? Simplesmente, ***viva-as e as desfrute***.

X

Eu Aprendo a Ver os Outros como Pacotes Completos

Antes, falamos de nossos defeitos e nossas qualidades. Chegamos à conclusão de que nem os defeitos são tão maus, nem as qualidades são tão boas, que uns são o opostos dos outros e, finalmente, nós **somos um pacote completo com coisas positivas e negativas, acertos e erros com os quais podemos aprender.** Então, o que acontece é que as outras pessoas também são pacotes completos, com qualidades e defeitos, coisas que gostamos e coisas que não gostamos, que admiramos e que nos aborrece. Mas isso não é tudo. Muitas vezes, nos incomoda demais isso que não queremos ver em nós mesmos.

Convidamos você a fazer um Exercício hoje, amanhã, esta semana, todo tempo que queira, pois nos tem sido muito útil em nossa relação.

EXERCÍCIO 31
Eu *aprendo a me ver* através dos outros

A - Vejo-me refletido no espelho

Cada vez que você ficar muito chateado com qualquer pessoa, pense sinceramente se você não faz a mesma coisa. Pense e, depois, se quiser, já pode se irritar com ela ou reagir como de costume.

Para nós, isso tem sido muito útil. Quando começamos a trabalhar juntos, discutíamos por qualquer coisinha, pensávamos que éramos muito diferentes e que era praticamente impossível conseguirmos trabalhar sem brigas. Ao nos perguntarmos se não fazíamos o mesmo que nos incomodava no outro, percebemos que, em algumas coisas, precisamente nessas onde mais nos chocávamos, éramos, no fundo, bem parecidos. Em outras, é verdade, somos diferentes. E grande parte dos problemas se armava por causa das diferenças, porque cada um queria que o outro raciocinasse e até sentisse a seu modo. Isso é algo que acontece com freqüência.

Maria e Pedro brigam e discutem. Cinco minutos depois, a irritação de Maria passa e tenta se aproximar de Pedro para fazer as pazes, mas Pedro continua furioso e a despreza. Quando finalmente se acalma, dois dias depois, encontra-se com uma Maria sentida e ressentida por esses dois dias de reação e que estranha ele não conseguir reagir como ela, contentando-se com os cinco minutos. Pedro também gostaria que Maria se afastasse durante os dois dias que ele ficou mal-humorado.

Freqüentemente, casais nos consultam e dizem que se querem muito. Depois de um tempo conversando com eles, percebemos que cada um ama o que gostaria que o outro fosse, mais do que aquilo que o outro é. Cada um traz uma lista de coisas que pensa que seu parceiro deve *mudar* e garante que o parceiro pode fazê-lo, se realmente quiser e se empenhar.

Há pessoas que se apaixonam e admiram seu parceiro, por exemplo, "que é a alma da festa", "seu caráter forte, que não deixa passar nada", ou "a forma moderna ou atrevida com que se veste". Acontece que, depois de casados, o marido sente ciúmes porque ela "é a alma da festa" ou porque "se veste de forma moderna ou atrevida" e a mulher se queixa do "caráter forte" que ele tem.

Muitos outros se casam apaixonados pelo que pensam que seu parceiro é ou pelo que gostaria que fosse e, inclusive, dizem e acreditam nisso: "vou mudá-lo". E as pessoas não mudam, não mudamos por ordem dos outros, mudamos quando algo nos incomoda e fazemos isso de acordo com o que somos, como podemos e não necessariamente como os outros querem.

Você já parou para pensar como antes era difícil mudar *coisas* que você não gostava *em você mesmo*? Não acredita, então, que é totalmente ilusório querer mudar os outros? Parece-nos que essa pretensão é uma falta de visão da realidade e, portanto, uma falta de respeito. **Os outros são como são, "um pacote completo" e, ou os aceitamos assim, ou os deixamos, ou aprendemos a conviver com eles, *modificando a nós mesmos*.**

E não é que as pessoas não mudem, todos os seres vivos mudam, para melhor ou para pior, muito ou pouco, mas mudamos o tempo todo, quase sempre *crescendo*. Por isso, vêm as queixas de "já não é como antes". As pessoas mudam, já não são como antes, e, portanto, é necessário, a todo instante, abrir bem os olhos e observar como é essa pessoa diante de nós, o que gostamos e o que não gostamos nela, como reage nessa e naquela situação, e percebermos que ela é assim, é assim, dessa maneira, nesse momento. Se nos apegamos a como era no passado, sempre vamos estar descontentes. Em troca, podemos desfrutar ir *descobrindo como é* agora no presente e, tendo em mente que tudo na vida tem um lado bom e um lado mau, detectar o mau para que nos perturbe o menos possível e aproveitar o lado bom. Além disso, na verdade, como não vai ser como antes, é melhor aproveitá-lo como é agora.

Existem, entretanto, formas de agir do outro que podem ser perigosas para nós ou para as pessoas que dependem de nós, como os filhos pequenos. É o caso da violência física. Se, por exemplo, o que você não gosta no outro é o fato de beber, irrita-se e se chateia com isso, é preciso pensar se é possível aceitar esse pacote completo, porque, antes de *aceitar o outro e amá-lo,* é preciso *gostar de você mesmo, protegendo-se,* e, depois, proteger os que dependem de você e que não podem ainda se proteger sozinhos. Se considera que esse é seu caso, consulte um especialista que ajude você a clarear as coisas, porque isso vai além do alcance e dos objetivos deste livro.

EXERCÍCIO 32
Eu aprendo a ver o outro

A - **Observo**
Abra bem os olhos durante o dia de hoje, durante cada dia da semana, observe *como ele ou ela* é.

B - **Analiso, classifico**
Faça uma lista *do que você gosta,* do que *não gosta* e as coisas que realmente não consegue aceitar. Escreva, em um parágrafo especial, se dentre elas há algo que coloque *em* perigo sua integridade física ou moral ou das *pessoas queridas* que dependem de você.
Se este é o caso, consulte um especialista que ajude você a clarear sua situação, porque isto vai além dos objetivos deste livro.
Assim é ele ou ela, o pacote completo, com suas qualidades e defeitos, o que você gosta e o que não gosta.

> É assim, ou aceita ou deixa o pacote completo, e caso queira aceitá-lo, convidamos você a aprender a conviver com ele ou ela e até *tirar* alguma *vantagem* para os dois, dos "defeitos" dele (a) e dos seus.

Estamos acostumados a falar *de nós mesmos e dos outros* como se fôssemos de um jeito ou de outro. "Ser de um jeito ou de outro" implica que não se pode mudar. E, na realidade, as pessoas, mais que "ser", "atuam" de uma maneira ou de outra, conforme aprendemos com a vida. Se dizem, por exemplo, que alguém "não é carinhoso", nós diríamos que ainda não aprendeu a expressar seu afeto como as pessoas que o julgam gostariam, ou que talvez sabe fazê-lo, mas quando o fez, no passado, foi muito machucado e, por isso, agora, prefere evitar. Pode aprender, se quiser. Todos nós podemos *aprender* se quisermos. Outras vezes, nós provocamos a forma de reagir dos outros. Na maioria das vezes, os bichos-papões não são bichos-papões "de graça", seus parceiros sabem como irritá-los. Esses mesmos bichos-papões, em outro ambiente, talvez tenham um comportamento pacífico e tranqüilo.

EXERCÍCIO 33

Eu mudo para *provocar reações saudáveis* e de bem-estar

Alguma vez, já parou para pensar que faz coisas sem perceber? Que provoca ou faz aumentar no outro o que te incomoda? Insistimos que você não pode mudar a pessoa, mas pode agir de uma maneira diferente diante dela de forma que as coisas melhorem.

A - **Coloco-me em seu lugar**

Pegue a lista do que você não gosta, incluindo o que até agora não podia aceitar, e pense se você, nas mesmas circunstâncias, não faria o mesmo.

B - **Faço algo diferente**

Imagine-se numa situação em que uma dessas coisas que incomodam você esteja acontecendo. Construa esta cena com todos os detalhes, como já sabe fazer. Sinta sua respiração e observe como, à medida em que o ar passa por suas narinas ou por sua boca, entrando, saindo, sua respiração vai *mudando*, nessa cena, *o que precisa ser mudado* em você para que as coisas melhorem. Observe se seus gestos ou seus movimentos, o tom de sua voz estão mudando, ou como, talvez, esteja *fazendo* algo totalmente *diferente ou deixando de fazer* o que fazia antes. Está *aprendendo, automaticamente,* a agir de formas diferentes, mais saudáveis, nessas mesmas situações. Observe como alcança melhores resultados.

Você pode repetir este exercício com outras coisas que você não gosta nessa pessoa.

Exercício 34

Eu aprendo com os "defeitos" do outro

Além de mudar, em uma dessas vezes, você pode aprender que a mesma coisa que antes lhe incomodava, tem suas vantagens. Lembre-se que os defeitos são qualidades quando se pode regular o volume e são usados em situações adequadas. Gostaria de aprender *a* fazer o mesmo e *converter* isso que parece *defeito em* uma *qualidade*?

A - **Reflito**

Pegue a lista de coisas que você não gosta nessa pessoa e pense, uma a uma, se gostaria de *poder fazê-lo* a seu modo, *regulando o volume, respeitando-se e respeitando aos demais.* Observe qual é o lado bom e qual é o lado mau. Veja se *realmente* fazê-lo é tão mau e não fazê-lo é tão bom. *Observe* para que isso pode lhe servir. Por exemplo, gostaria de aprender a se colocar em primeiro lugar? Selecione uma coisa que incomode você para trabalhar com ela.

B - **Aprendo saudavelmente com o outro**

Imagine uma cena onde você *já aprendeu* a agir como o outro, *saudavelmente, protegidamente, regulando o volume*, na situação adequada. Observe como está lhe sendo útil, *protegidamente, saudavelmente*, fazer o que você já aprendeu a fazer e o que aprendeu com o outro. Já *transformou em qualidade,* em aprendizagem para você, isso que antes lhe incomodava nessa pessoa e observe como é útil saber agir de uma maneira diferente nessa situação que agora está *imaginando.* E, como sempre, deixe que *sua respiração*, *automaticamente*, *saudavelmente*, *ajuste*

aí o que é preciso ajustar para que tudo saia *bem*.
Pode repetir este exercício com as outras coisas que você não gostava nessa pessoa.

Por último, queremos lhe dizer que, ainda que seja maravilhoso esperar o príncipe encantado ou sonhar que algum dia a mulher ideal irá aparecer, um e outro não são nada além de ilusões, nunca chegam. Passa-se a vida inteira esperando por eles. **As pessoas reais**, as únicas que realmente temos, **são pacotes completos**, com qualidades e defeitos, bons e maus momentos, mas estas sim, estão aí, podemos vê-las, tocá-las, escutá-las, elas nos vêem, nos tocam, nos escutam e estão *conosco.* É melhor se relacionar com pessoas reais do que com ilusões, *aprender a respeitá-las* e que *nos respeitem,* aprender a receber delas o que podem nos dar, *desfrutando que gostem de nós como podem* gostar, ao invés de insistir, sem nenhum êxito, que gostem de nós *exatamente* como nós queremos.

Como Continuar Utilizando este Livro

Este não é o final. Aqui não há uma despedida. *Para* continuar desfrutando com a auto-hipnose, aprendendo cada vez melhor a caminhar pela vida, a primeira coisa é evitar nos despedirmos. Aqui não há uma despedida porque este livro foi desenhado para *ir com você* todo o tempo, *servindo-lhe sempre*. Se quiser levá-lo dentro, com tudo o que já aprendeu, ou fora de você, para revisá-lo, sempre *vai* estar a suas ordens, onde quer que esteja, cada vez que viva seus resultados, ao se lembrar de algum exemplo, ao folheá-lo rapidamente, quando recorrer ao índice para saber onde está este ou aquele exercício. De uma maneira ou outra, quando o consulta *fora* ou quando aparece *dentro*, aí está *o* que você aprendeu. Então, como vê, não há ponto final, porque este livro não acaba. Você continua usando a auto-hipnose em sua vida. Isso sim, *respeita* as *regras de segurança* que lhe demos. Empregue o *que já sabe* cada vez que precise.

Se o livro chegar a ser insuficiente, isto seria um sinal para procurar ajuda profissional com um terapeuta.

Coube-nos *integrar experiências e conceitos próprios e alheios*. Coube-nos ser os artesãos escreventes de uma longa cadeia de amigos. É um trabalho de muitos, inclusive seu, que *ao* lê-lo e *vivê-lo* se *somou à equipe*. Assim, o mérito é de todos e a responsabilidade também. *Use bem* o livro, *respeitando-se* e *respeitando* aos demais, porque esta é a *norma* básica com *que* temos aprendido e seguimos aprendendo a caminhar pela vida. Um favor *lhe pedimos*, querido leitor, e não um último favor, porque o livro *segue com você*, você com ele e com a equipe que somos. *Desfrute* e nunca renuncie *seus sonhos*, *trabalhe* com eles e *por eles* com inteligência, fantasia e senso de humor. *Goze sua vida* em todos os seus momentos e etapas, *porque* cada um é uma porta para seu crescimento e seu desenvolvimento. *Se decide tomar este caminho*, *é* também um caminho *para sua felicidade*.

NAS PRÓXIMAS PÁGINAS CONHEÇA UM POUCO MAIS SOBRE OUTRAS PUBLICAÇÕES DA EDITORA DIAMANTE

ABRINDO PORTAS COM AMOR

Angela Cota e J. Augusto Mendonça

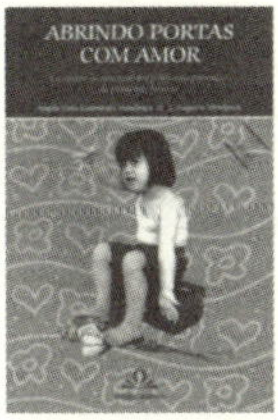

"*Abrindo Portas com Amor* é um livro dirigido aos pais onde, através de relatos simples, sobre temas universais, Angela e J. Augusto oferecem aos pais exemplos práticos e dicas úteis para enfrentar situações do dia a dia.

- Teresa Robles, México

Há pessoas que querem ser pais. Há pessoas que têm vocação para serem pais. Há pessoas, e são muitas felizmente, que, sozinhas ou unidas, se dispõem a cuidar, a nutrir, a formar, a ajudar a crescer. Essas pessoas se sentem satisfeitas por verem o outro se fazendo feliz.

Este livro não é uma obra do acaso. Ele traz uma mensagem universal: o amor. Leia-o. Leia com carinho. Leia com amor. E se disponha também a ajudar. E se disponha a fazer alguma diferença aqui na terra, no nosso planeta, no nosso país, no nosso estado, em nossas cidades, em nossos lares.

COMPREENDENDO A DEPRESSÃO

Michael D. Yapko

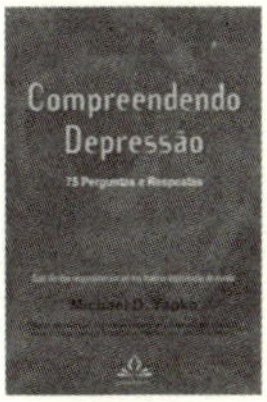

Este livro é composto por 75 perguntas que apresentam, em linguagem simples e objetiva, descobertas recentes da pesquisa sobre depressão relacionadas ao cotidiano de todos nós.

Compreendendo a Depressão espera despertar no leitor um entendimento de como a depressão nos afeta para, dessa forma, poder lidar com a própria depressão ou ajudar outras pessoas a lidar com sua depressão.

PSICOLOGIA, HIPNOSE E SUBJETIVIDADE
Revisitando a História
Maurício S. Neubern

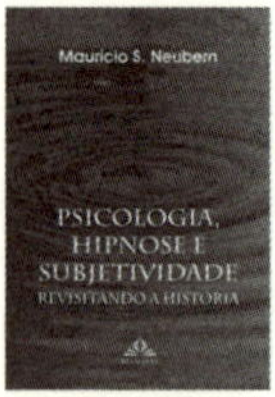

Como compreender a célebre tradição de hipnotizadores e magnetizadores que deram origem às reflexões sobre uma psicologia científica? Como compreender uma técnica tão antiga quanto a humanidade que efetuou e ainda efetua curas que parecem desafiar os conhecimentos disponíveis? Como explicar a hipnose que parece, a cada passo, romper com as concepções e procedimentos legitimados pelo saber oficial?

Maurício Neubern é um dos maiores estudiosos brasileiros das Histórias da Psicologia e da Hipnose. Ele é tanto um professor quanto um terapeuta de grande talento. Em PSICOLOGIA, HIPNOSE E SUBJETIVIDADE, você leitor será conduzido à uma viagem de volta no tempo. Revisitando o momento e o contexto histórico no qual a Psicologia nasce como ciência, Maurício nos leva a questionar a versão oficial que nos foi contada e a perceber que a História da Psicologia e a História da Hipnose têm uma ligação mais estreita e mais forte que poderíamos imaginar.

GRUPO DE CRESCIMENTO
Teresa Robles

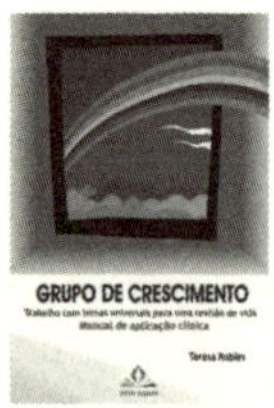

Grupo de Crescimento, o sexto livro da Dra. Teresa Robles em Português, pode ser considerado um pioneiro do trabalho Ericksoniano com grupos. Nele, a genialidade da Dra. Teresa Robles se faz presente, ampliando, avançando dentro do legado de Milton H. Erickson.

A experiência do trabalho com Grupo de Crescimento no Instituto Milton H. Erickson de Belo Horizonte tem alcançado resultados excelentes. Os clientes falam de mudanças muito significativas em suas vidas. Os exercícios trabalham o simbólico, metaforicamente, de forma indireta e as mudanças ocorrem internamente.

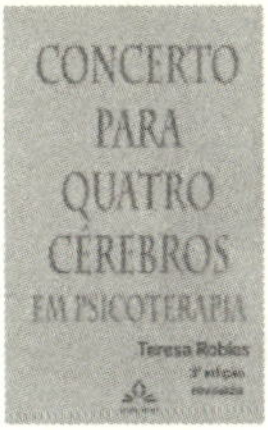

CONCERTO PARA QUATRO CÉREBROS EM PSICOTERAPIA

Teresa Robles

Este é um livro sobre saúde mental, não sobre psicopatologia, que nos ensina a buscar soluções e novas opções para gozar de uma vida plena e frutífera. O método e as técnicas hipnóticas que aprendemos em suas páginas pressupõem uma abertura mental no leitor, um desejo de transcender métodos e técnicas já familiares e freqüentemente usados. É um volume otimista, orientado para a prática clínica, escrito com clareza, calor humano, respeito ao indivíduo e sem as complicações com que muitos autores de psicologia torturam a seus bem-intencionados leitores. É uma obra-prima da abordagem ericksoniana, já tendo sido traduzido para o inglês, o francês e para nossa língua.

REVISANDO O PASSADO PARA CONSTRUIR O FUTURO

Teresa Robles

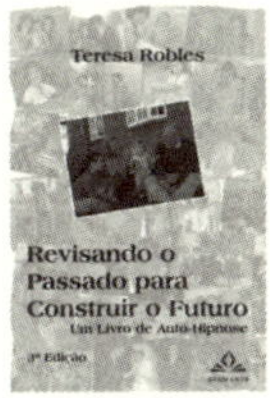

Este é um dos livros da série de LIVROS DE AUTO-HIPNOSE.

Ele surge de um ensaio autobiográfico, em que Teresa compartilha conosco suas experiências de vida e suas aprendizagens nas várias fases de seu processo de amadurecimento psíquico. Este também é um livro de auto-hipnose que convida o leitor a olhar para dentro de si mesmo, a cada linha, a cada exercício. Os exercícios estão esboçados para colocar você, de maneira eficaz, em contato com seus recursos internos, para abrir portas e encontrar caminhos e, assim, resolver as dificuldades pendentes, saudavelmente, protegidamente.

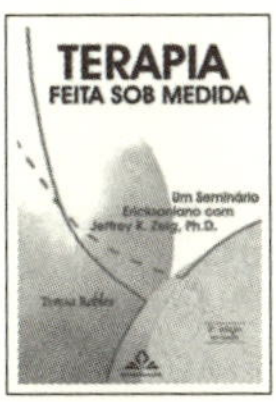

TERAPIA FEITA SOB MEDIDA

Teresa Robles

Este livro é a transcrição de um seminário realizado pelo Dr. Jeffrey K. Zeig, PhD, em que nos ensina a fazer uma criteriosa avaliação para determinar os rumos do processo terapêutico, apresentando as técnicas a serem usadas e, finalmente, ensinando como conduzir o processo de terapia para que ele seja experiencial e para que as intervenções sejam efetivas. Ao longo do livro ele vai ensinando os terapeutas a fazer uso do princípio de utilização de forma prática e elegante.

RESGATANDO A MAGIA DA VIDA
Joyce C. Mills

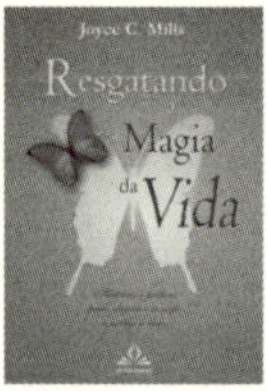

Uma borboleta não nasce borboleta. Assim como a lagarta aguarda o momento certo para sua transformação, nós também precisamos de um tempo para nos preparar para a mudança. Começamos a nos sentir mais seguros com as aprendizagens e habilidades que temos dentro de nós, dentro do nosso próprio casulo e a transformação interior acontece. Podemos dar aquele salto de fé para mudarmos de emprego, matricular naquele curso que pensávamos faz tempo, iniciar uma nova amizade ou relação, ou fazer uma viagem há muito tempo desejada. Qualquer que seja a ação exterior almejada, estamos prontos para voar com nossas asas de segurança e coragem.

A MAGIA DE NOSSOS DISFARCES
Teresa Robles

Nesse livro, a Dra. Teresa Robles descreve a magia e os limites de nossos disfarces e mostra que o importante não é tanto nos livrarmos deles, mas sermos capazes de mudar de disfarce de acordo com os contextos específicos de cada momento de nossas vidas. Se a terapia é a experiência que nos ensina a usar disfarces apropriados nas diferentes situações que a vida nos apresenta, o terapeuta deve aprender, ele mesmo, a fazê-lo. Este é um livro que realmente pode ajudar um terapeuta a adquirir a maestria de tal arte.

FAZENDA ESPERANÇA
Histórias que ajudam pequenos e grandes
Cecilia Fabre (ed.)

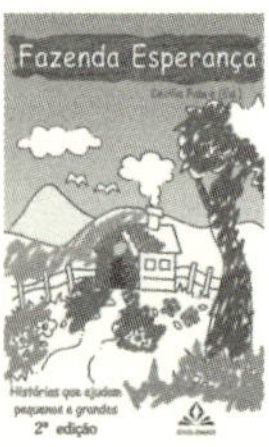

Quando conheci o livro *Fazenda Esperança, achei que valia a pena ler o livro, pois este poderia ser um instrumento para o trabalho com as crianças que atendo. Além disso, trabalho com grupos de orientação de pais, e sempre é bom encontrar um livro que seja bom para os pais lerem para os filhos, pois essa pode ser uma maneira bastante saudável de interação entre eles. E qual não foi a minha surpresa quando percebi que fui tocada pela leitura. Não sei dizer ao certo quanto e como fui tocada. Mas sei que me emocionei.*

Eu o convido, agora, a ler *Fazenda Esperança. Leia e releia as histórias despreocupadamente, curioso(a) para descobrir o que se transforma em você, deixando que se resolva o que precisa ser resolvido.*

- Angela Cota

A MAGIA DA HIPNOSE NA PSICOTERAPIA

J. Augusto Mendonça

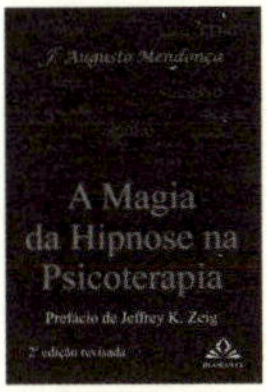

Há sempre um pouco de magia no ar quando se fala em hipnose. Mas não é necessário ser um mago para entender como aplicar hipnose na psicoterapia. Poder contar com um bom guia pode ser de grande ajuda para os profissionais e estudantes novatos no assunto.

J. Augusto Mendonça é um dos melhores guias que qualquer estudante interessado poderia desejar. Ele é tanto um professor quanto um terapeuta de grande talento. Sua escrita combina precisão e poesia. Você, leitor, será conduzido pelos fundamentos da Hipnoterapia Ericksoniana. Uma vez que tenha compreendido a estrutura teórica, você encontrará metáforas ricas que o ajudarão a experienciar conceitos fundamentais.

Eu o convido a estudar seus conceitos com atenção e cuidado. Eles certamente irão acrescentar magia ao seu trabalho, e ainda mais magia à sua vida.

\- *Jeffrey K. Zeig*
Diretor de The Milton H. Erickson Foundation

HOMENAGEM A ELIZABETH MOORE ERICKSON

Mulher extraordinária, profissional, esposa, mãe e companheira.

Marilia Baker

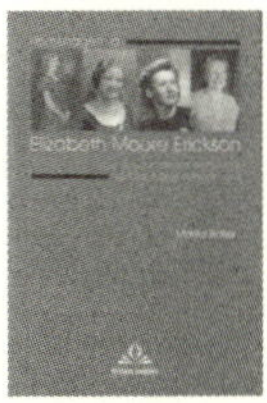

Contar histórias é uma arte. Ser transformado por elas é um privilégio. Marília Baker segue com maestria os passos de Elizabeth Moore Erickson e de Milton H. Erickson, ao escrever esta obra. E nos presenteia com um relato que nos remete à nossa própria história, aos nossos sonhos, aos nossos desafios. Uma história de pessoas com valores muito nobres, de esforços e conquistas, de companheirismo e cooperação, com uma visão positiva da vida e uma maneira de encontrar soluções produtivas e inovadoras para os problemas cotidianos, sempre acreditando que se pode aprender muito com essas situações que a vida nos apresenta.

DIAMANTE

Para saber mais sobre nossos títulos e autores ou nos enviar
seus comentários sobre nossos livros entre em contato:
Telefone: (31) 2515-6070 - Fax: (31) 3344-8447
E-mail: diamante@ericksonbh.com.br

Este livro foi impresso em papel
POLEN BOLD NATURAL 90 grs,
com coloração levemente amarelada
para maior conforto na leitura.
Impresso na Grafica e Editora Del Rey Ltda.